BETTINA MEISELBACH

Das Keto-Kochbuch

GENUSSVOLL ABNEHMEN
MIT DEN 55 BESTEN KETO-REZEPTEN

systemed

Inhalt

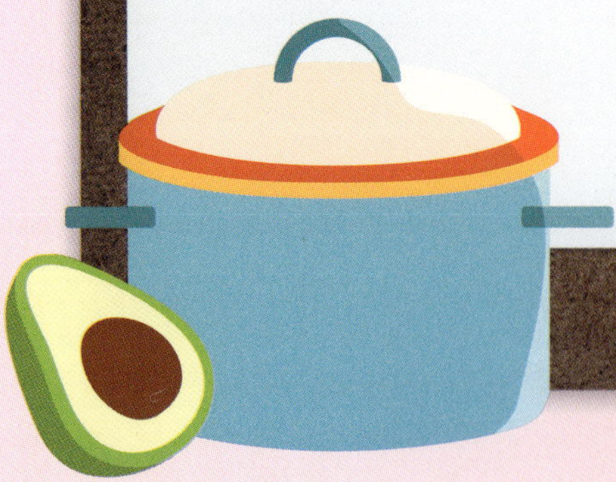

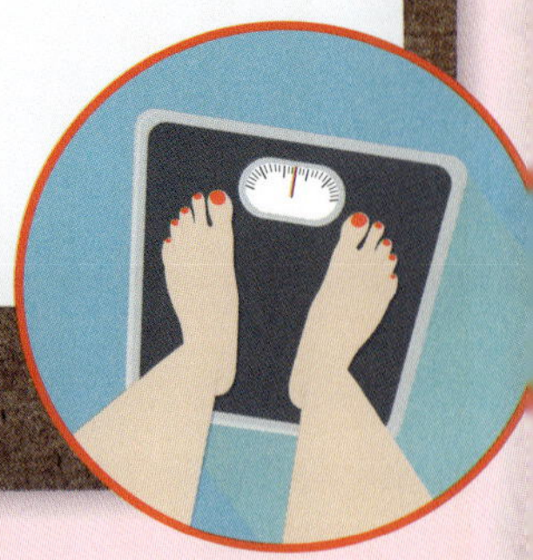

Vorwort

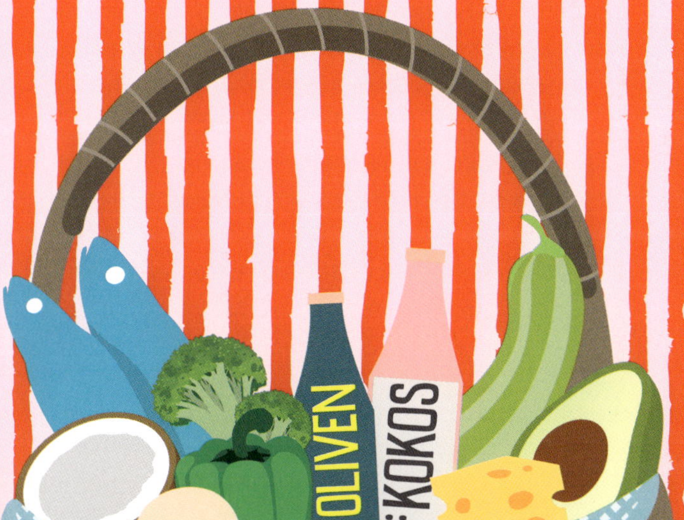

VORWORT

Die Welt ist im Keto-Fieber, und damit meine ich nicht die berüchtigte Keto-Grippe, die zu Beginn der Ernährungsumstellung gern ihr Unwesen treibt. Nein, immer mehr Menschen entdecken die streng kohlenhydratreduzierte und fettreiche Ernährungsweise für sich und bleiben langfristig dabei.

Die einen wollen effizient und nachhaltig Übergewicht abbauen, die anderen langfristig weg vom Zuckerhunger, und sehr viele Menschen fühlen sich im Rahmen der ketogenen Ernährung einfach fitter, leistungsfähiger und genießen den Superpowerzustand, der sich in Ketose einstellt.

Dass eine Keto-Ernährung weder langweilig sein muss noch alles nur nach Fett schmeckt, soll dieses kleine Kochbuch beweisen, das im Rahmen meiner regelmäßigen Keto-Phasen entstanden ist. Den Großteil des Jahres ernähre ich mich moderat kohlenhydratreduziert, ohne konsequent das Ziel, den Stoffwechselzustand der Ketose, zu erreichen. Ein- bis zweimal im Jahr packt mich jedoch die Keto-Lust, und ich passe meine Ernährung für sechs bis acht Wochen gemäß den Notwendigkeiten der ketogenen Ernährung an.

Langfristig profitiere ich dabei von einer verbesserten Fettverbrennung, weniger Hunger und mehr Energie – und das weit über die eigentliche ketogene Phase hinaus.

So haben sich bereits in der Vergangenheit in meine bisherigen Happy-Carb-Kochbücher eine Vielzahl von ketotauglichen Rezepten geschmuggelt, denn Low Carb sind diese allemal. Auf Wunsch meiner Leser/innen wurde es nun doch aber allerhöchste Zeit, eine Rezeptsammlung zu veröffentlichen, in der ausschließlich Keto-Rezepte enthalten sind. Natürlich wie immer im Happy-Carb-Stil, mit der Extraportion Happiness.

Und egal, ob Sie sich dauerhaft oder vorübergehend ketogen ernähren, werden Sie mit meinen Rezepten sicher mit Hochgenuss ketoglücklich.

Lassen Sie es sich schmecken.

Ihre

Bettina Meiselbach

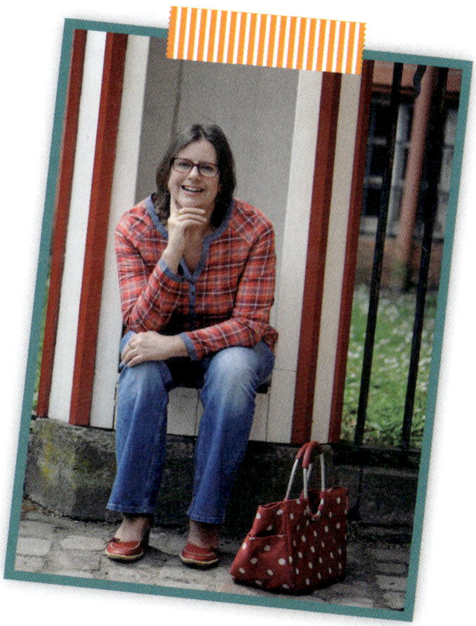

Wer, wie, was – wieso, weshalb, warum Keto?

WER, WIE, WAS – WIESO, WESHALB, WARUM KETO?

Was ist unter der ketogenen Ernährung zu verstehen?

Die ketogene Ernährung gehört in die Familie der Low-Carb-Ernährungsformen und stellt, was die Beschränkung der Kohlenhydrate angeht, die strengste Form der kohlenhydratreduzierten Ernährungsweisen dar.

Direkt stellt sich die Frage, ob die ketogene Ernährung für alle Personen geeignet ist.

Selbst bei dem tollsten Karussell gibt es Menschen, denen es schlecht werden kann. So ist es im übertragenen Sinne auch bei der ketogenen Ernährung. Es gibt seltene angeborene Hormon- und Stoffwechselstörungen, bei denen der Körper keine Ketonkörper bilden oder sie nicht verwerten kann. Das können Störungen bei der Enzymbildung sein oder auch Erkrankungen an der Bauchspeicheldrüse oder der Leber. Wer davon betroffen ist, darf sich nicht ketogen ernähren. Meist sind diese Stoffwechselstörungen bekannt, und sollten Sie unsicher sein, sprechen Sie vor der Umstellung mit Ihrem Arzt über Ihr Vorhaben.

Die Makronährstoffe sind nur Mittel zum Zweck!

Spannend zu wissen ist, dass nicht eine genaue Makrovorgabe, also eine genau vorgegebene Menge von Kohlenhydraten/Eiweiß/Fett die Ernährungsweise definiert, sondern dass das Ziel der ketogenen Ernährung ein Stoffwechselzustand ist, in dem die Leber Ketonkörper produziert. Daher auch der Name »ketogen«, was für »**Keto**n **gen**erierend« steht.

Um den Zustand der Ketose zu erreichen, ist es zwingend notwendig, die Kohlenhydrate stark zu reduzieren, Eiweiß in gemäßigtem Umfang zu konsumieren und mehr gesundes Fett, und ich meine damit ganz viel Fett, auf den Teller zu packen. Das ist erst mal die grobe Richtung; die Feinabstimmung erfolgt individuell bei jedem Menschen leicht unterschiedlich. Dazu passt sich die Menge an Kohlenhydraten, bei deren Verzehr noch Ketonkörper produziert werden, mit der zeitlichen Dauer der ketogenen Ernährung etwas nach oben an, die Toleranzgrenze steigt also.

Weshalb Keto so spannend ist!

Auch wenn es etwas befremdlich klingt, dass mehr Fett auf dem Teller positive Auswirkungen auf unseren Stoffwechsel haben soll, ist der ketogene Stoffwechsel doch eine ganz natürliche Einrichtung unseres Körpers, die unseren Vorfahren in der Vergangenheit das Überleben gesichert hat.

In der Geschichte der Menschheit waren Nahrungsmittel regelmäßig Mangelware – kein Vergleich zu dem Überfluss von heute. Und wenn der Teller länger leer blieb, dann nutzte und nutzt der Mensch schon immer die Fähigkeit, körpereigene Fettreserven anzuzapfen. In nahrungsreichen Phasen wurde angespart, und im Winter oder wenn der Jagderfolg ausblieb, musste die gespeicherte Fettsubstanz als auskömmlicher Energielieferant dienen.

Diesen Effekt machen wir uns auch heute im Rahmen der ketogenen Ernährung zunutze, denn wir imitieren das Hungern unserer Vorfahren, indem wir die Kohlenhydrate stark einschränken, um unseren Stoffwechsel somit sehr weitreichend dazu zu zwingen, sich die fehlende Energie aus Fett zu besorgen.

Sich ketogen zu ernähren ist also kein Hokuspokus oder eine unnatürliche Ernährungsweise, denn wir sind alle in einem »ketogen Stoffwechselzustand« geboren, verlieren jedoch die Fähigkeit, Ketonkörper zu produzieren, nachdem unsere Ernährung auf kohlenhydratreiche Nahrung umgestellt wurde. Jetzt ist es an der Zeit, sich daran zu erinnern und den Energiestoffwechsel von der Zapfsäule Glukose (Kohlenhydratrate) abzukoppeln und den Energieturbo Fett zu zünden. Trauen Sie sich!

Sich ketogen zu ernähren hat nämlich viele positive Effekte:

- Der Blutzucker erlebt nur geringe Schwankungen und ist insgesamt niedriger,
- der Bedarf an körpereigenem Insulin ist reduziert, was insbesondere für insulinresistente Menschen und Diabetiker von Vorteil ist (Diabetiker mit blutzuckersenkenden Medikamenten unbedingt aufpassen und eine Umstellung auf eine ketogenen Ernährung vorab mit dem Diabetologen abstimmen),
- der Fettstoffwechsel wird langfristig verbessert,
- die körpereigene Fettverbrennung wird aktiviert und damit effektiv Übergewicht abgebaut,
- Heißhunger bleibt aus, und Sättigung stellt sich meist schneller ein,
- Konzentrationsfähigkeit und auch körperliche Leistungsfähigkeit sind mit dem Energielieferanten Fett stabiler,
- oxidativer Stress wird reduziert, und die Mitochondrien (unsere Zellkraftwerke) werden positiv beeinflusst,
- eine gut zusammengestellte ketogene Ernährung wirkt entzündungshemmend und beugt so Krankheiten vor,
- das gute HDL-Cholesterin steigt in der Regel im Rahmen einer ketogenen Ernährung, und der Blutdruck sinkt,
- Ketonkörper wirken schützend auf Nervenzellen, wodurch der Verlauf von degenerativen Krankheiten günstig beeinflusst werden kann.

Etwas losgelöst davon will ich noch erwähnen, dass die sehr strenge kohlenhydratreduzierte Ernährung auch zur Ergänzung der schulmedizinischen Krebstherapie bei zuckerhungrig diagnostizierten Tumorzellen eingesetzt wird. Kein Wundermittel, aber unter Umständen eine flankierende Maßnahme, die eine Betrachtung verdient.

Dazu spielt die sehr strenge ketogene Ernährung schon seit vielen Jahren bei der Behandlung von Kindern mit Epilepsie, bei denen alle anderen Therapiemöglichkeiten fehlgeschlagen sind, eine Rolle, und den Kindern kann auf diesem Weg wirksam geholfen werden.

Gerade im medizinischen Umfeld ist die Makrozusammensetzung noch mal enger gefasst, und im Gegensatz zur, nennen wir es mal Wohlfühl-Keto-Ernährung, sind die Spielräume kleiner. Alle meine Rezepte hier im Buch sind mit Nährwerten ausgestattet und können gegebenenfalls auch noch mal mit mehr Fett aufgerüstet werden, wenn dies im Rahmen der spezifischen medizinischen Bedürfnisse notwendig sein sollte.

Was im Körper passiert, wenn die Kohlenhydrate ausbleiben:

Lassen Sie uns kurz einen Blick auf die Kohlenhydrate werfen, die wir in unterschiedlicher Form zu uns nehmen. Obst, Gemüse, Getreideprodukte wie Brot (auch Vollkornbrot), Kuchen, Nudeln, Reis, Kartoffeln, Zucker, Hülsenfrüchte, süße Getränke und selbst Milchprodukte enthalten Kohlenhydrate in unterschiedlicher Form. Und die meisten der in den Lebensmitteln enthaltenen Kohlenhydrate werden in unserem Darm zu Glukose (Traubenzucker) umgewandelt. Glukose deshalb, weil das der Sprit ist, den unser Stoffwechsel und auch unser Gehirn zur einfachen Energieversorgung bevorzugen. Essen wir mehr Kohlenhydrate, als wir brauchen, dann wird der Überschuss an Glukose als Glykogen in der Leber und in den Muskeln gespeichert. Sie sind also perfekt gerüstet für einen Dauerlauf und können loslegen. Sollten Sie über diese Speichermöglichkeit und über den körperlich aktiven Bedarf hinaus Kohlenhydrate verzehren, so wandelt der Köper das Glykogen in Fett um. Sie kennen doch die Rettungsringe am Bauch, bei denen über Jahre gesagt wurde, dass das Fett ist. Jetzt wissen Sie, es sind, wenn Sie sich ernährt haben, wie es in unserer westlichen Welt verbreitet ist, Kohlenhydratringe, die, platzsparend in Fett umgewandelt, für schlechte Zeiten gespeichert wurden.

Die Welt dreht sich weiter, auch fast ohne Kohlenhydrate.

Nun bleiben die Kohlenhydrate bei der ketogenen Ernährung aus, und die Energiequelle Glukose versiegt. Oh Schreck. Zuerst geht es an die Reserven, und die Vorräte in der Leber werden geräubert. Dazu wird Glukagon (der Gegenspieler des Insulins) freigesetzt; das regt die Leber an, das dort gespeicherte Glykogen in Glukose umzuwandeln und in den Blutkreislauf abzugeben. Eine Unterzuckerung des Gehirns muss schließlich vermieden werden. Jetzt ein süßer Riegel, schreit da alles in einem, wenn man noch an der Glukosezapfsäule hängt. Das Glykogen in den Muskeln wird übrigens direkt in den Muskeln verbrannt, wo es gespeichert ist. Die Speichermöglichkeiten von Glykogen sind sehr überschaubar, es sind nur ein paar Tausend Kilokalorien, die da vorgehalten werden. Das ist schnell verbraucht.

Aber unser Stoffwechsel ist ja klasse. Denn das Glukagon gibt außerdem die Anweisung, bitte doch auch auf die gespeicherten Fettreserven zuzugreifen. Im Rahmen der Lipolyse werden somit aus unseren Fettzellen Fettsäuren und Glycerinmoleküle herausgelöst und in Energie umgewandelt. Und je mehr Glukagon und je weniger Insulin im Blutkreislauf unterwegs ist, desto bereitwilliger geben die Fettzellen Fettsäuren ab.

So weit, so gut, denn dieser Mechanismus funktioniert eigentlich immer – mehr oder weniger gut –, wenn wir Gewicht verlieren und Fettreserven abbauen. Die ketogene Ernährung geht vom Stoffwechsel her jedoch noch einen Schritt weiter.

Unser Hauptaggregat Gehirn muss permanent mit Energie versorgt werden.

Unser Denkautomat ist ein zuckerhungriges Organ und der größte Verbraucher an Glukose in unserem Körper. 20 Prozent unseres Energieverbrauchs gehen zulasten unseres Gehirns, dabei macht das Gehirn nur 2 Prozent der Körpermasse aus. Nun gut, unser Gehirn will also reichlich Zucker (Glukose), bekommt aber jetzt nicht mehr nicht genug. Natürlich gibt es auch bei der ketogenen Ernährung einige Kohlenhydrate, aber bedenken Sie, dass es in Ihrem Körper einige wenige Verbraucher gibt, die wirklich nichts anderes wollen und können als Glukose zu verbrauchen. Die roten Blutkörperchen, Teile des Nervensystems, die Nebenniere und etwa 30 Prozent des Energiebedarfs des Gehirns brauchen zwingend Glukose. Dafür gehen dann die wenigen Kohlenhydrate in der Keto-Ernährung drauf. Und den Rest bastelt sich unser Körper aus Eiweiß (Nahrungseiweiß oder körpereigenes Eiweiß, zum Beispiel Muskulatur) oder Triglyceriden selbst. Dieser Vorgang nennt sich Gluconeogenese, nur damit Sie das gehört haben. Ja, der Körper braucht zwingend Glukose, aber Kohlenhydrate in der Nahrung sind dafür nicht unbedingt notwendig.

Zurück zum Gehirn, denn es gibt da ein kleines Problem. Damit unsere Denkzelle bei Kohlenhydratknappheit mit Energie versorgt werden kann, muss die Blut-Hirn-Schranke überwunden werden, und das klappt nicht direkt mit den Fettsäuren aus der Nahrung oder aus unseren eigenen Fettzellen, denn die kommen da nicht durch – wie bei einem Sieb: Das Futter bleibt hängen.

Um das Gehirn zu einem großen Teil aus dem Fettstoffwechsel mit Energie zu versorgen, braucht es deshalb Ketonkörper. Die sind klein und wendig, und die Blut-Hirn-Schranke hat sogar extra Transportkanäle für die Kerlchen installiert. Und wie so oft, wenn es um die Wurst geht und um das Überleben, kann sich unser Körper selbst helfen und bildet diese Ketonkörper in der Leber selbst (Ketogenese).

Wenn die Herstellung von Ketonkörpern läuft, haben Sie das Ziel erreicht und befinden sich in Ketose. Die Ketonkörper lösen damit Glukose als primären Brennstoff ab. Übrigens kann nicht nur unser Gehirn mit Ketonkörpern etwas anfangen, vielmehr sind alle Zellen, die Fettsäuren verstoffwechseln können, auch in der Lage, Ketonkörper als Energiequelle zu nutzen. Ich will da nur das Herz und auch die Skelettmuskulatur benennen.

Also, der Einsatz lohnt sich: In Ketose hängen wir auf einmal nicht mehr an der üblichen Zapfsäule, sondern haben Raketenantrieb aus einer Energiequelle, auf die wir immer Zugriff haben und die fast unerschöpflich ist: unsere Fettreserven!

Der Weg zum Wechsel der Energietankstelle dauert, je nach individueller Voraussetzung und Mensch, drei bis vier Tage. Dann sind die Kohlenhydratspeicher geleert, und die Ketonkörperproduktion läuft auf Hochtouren. Das Ergebnis ist sogar schon messbar.

In den darauffolgenden Tagen gewöhnt sich unser Körper an die neue Energiezufuhr und wird jeden Tag etwas besser darin, die Ketonkörper als neue Energiequelle zu nutzen.

Der Weg zu einer langfristig besseren Fettadaption ist noch etwas länger, dauert sogar mehrere Wochen, aber der erste Schritt ist gemacht.

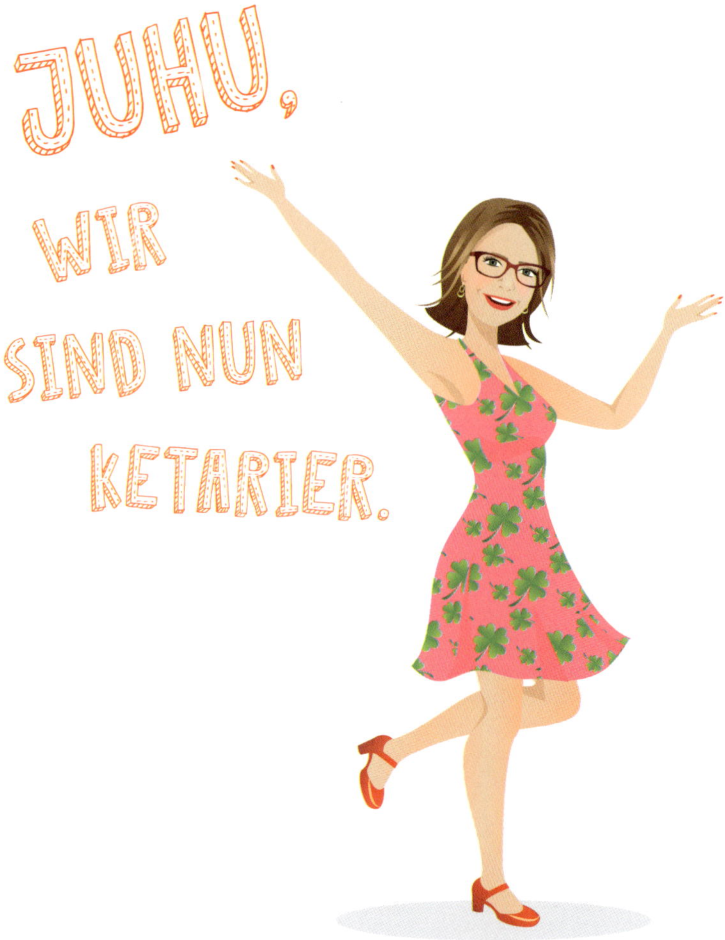

Mit Vollgas rein ins Keto-Abenteuer

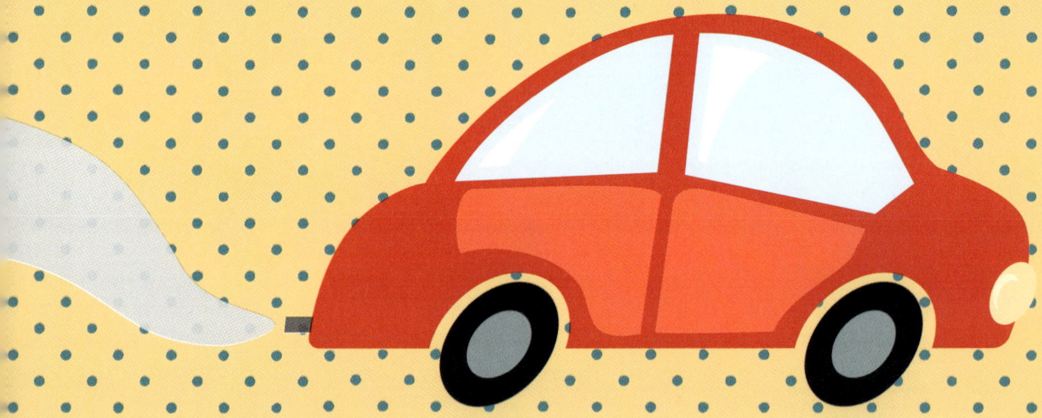

MIT VOLLGAS REIN INS KETO-ABENTEUER

Genug der Theorie, und jetzt Butter bei die Fische. Ach, da könnte ich direkt anfangen zu schwärmen, denn mit Fisch und Butter kommen wir der ketogenen Ernährung auf dem Teller schon sehr nahe.

Wie schon im letzten Kapitel beschrieben, macht nicht eine festgezurrte Makrozusammensetzung die ketogene Ernährung aus, sondern die Produktion von Ketonkörpern.

Natürlich gibt es bei jedem Menschen individuelle Schwankungen, aber trotzdem kann ich Ihnen heute eine Orientierung bieten, wenn Sie sich sicher auf den Weg in die Ketose begeben möchten.

Häufig gibt es in Büchern Angaben in Prozent. Ich habe festgestellt, dass mir diese Information nicht unbedingt weiterhilft und ich lieber mit einer Mengenangabe in Gramm arbeite. Ein Vorteil ist dann auch, dass in den Rezepten die Nährwerte angegeben sind und Sie einfach die Zahlen addieren können, ganz ohne App oder irgendwelche zeitraubenden technischen Geräte.

Vielleicht bin ich aber auch nur der letzte Dinosaurier mit einem einfachen Taschenrechner auf dem Schreibtisch.

Kohlenhydrate – Keto ist nicht No Carb, aber am nächsten dran.

Ein guter Einstieg ist es, wenn Sie die **Kohlenhydratzufuhr auf 20–30 Gramm am Tag begrenzen, aufgeteilt auf 2–3 Mahlzeiten**. Mit dieser Kohlenhydratzufuhr müssten Sie innerhalb weniger Tage die Produktion von Ketonkörpern nachweisen können.

Wenn Sie wie ich Keto lediglich für sechs bis acht Wochen als Kur machen , dann sollten Sie die Kohlenhydratzufuhr auch im kompletten Zeitraum so niedrig lassen. Falls Sie sich dauerhaft ketogen ernähren, wird mit zunehmend besserer Fettadaption die Verträglichkeitsgrenze leicht ansteigen. Geübte Ketarier nutzen durchaus ein Kohlenhydratfenster von bis zu 50 Gramm und manchmal darüber hinaus, ohne den Zustand der Ketose zu verlassen. Das liegt daran, dass der Stoffwechselweg, der Ketonkörper produziert, und der Stoffwechselweg, der sie wieder verbrennt, immer weiter trainiert werden.

Tasten Sie sich nach und nach vorsichtig an die persönliche Grenze heran und nutzen Sie die gewonnenen Kohlenhydrate, um die Gemüsezufuhr zu erhöhen und so mehr Farbe auf den Teller zu bekommen.

Möchten Sie sich dauerhaft ketogen ernähren, dann sollten Sie unter Umständen darüber hinaus nach einiger Zeit sogenannte Refeed-Tage bzw. -Phasen einbauen. Infos dazu finden Sie in der Fachliteratur oder auf Internetseiten, die sich fundiert mit dem Thema Keto beschäftigen.

Eiweiß – Protein braucht der Körper.

Protein ist der wichtigste Baustein unseres Körpers und muss zwingend über die Nahrung zugeführt werden. Zellerneuerung, Muskelaufbau – nichts geht ohne Eiweiß, und ein nachhaltiger Eiweißmangel schadet dem Menschen.

Trotz der Wichtigkeit des Nahrungseiweißes ist im Rahmen der ketogenen Ernährung zu beachten, auch da etwas Maß zu halten und die **Zufuhr bei ca. 0,8 g bis 1 g Eiweiß pro Kilogramm Normalgewicht einzupegeln**. Bei einer Körpergröße von 1,70 Metern wären das dann, bei 0,8 Gramm als Basis, 56 Gramm Eiweiß pro Tag und bei 1,0 Gramm runde 70 Gramm Eiweiß, die gegessen werden können. Nehmen Sie Ihre Körpergröße in Zentimetern, ziehen Sie 100 ab und multiplizieren Sie den Rest mit 0,8 bzw. 1,0.

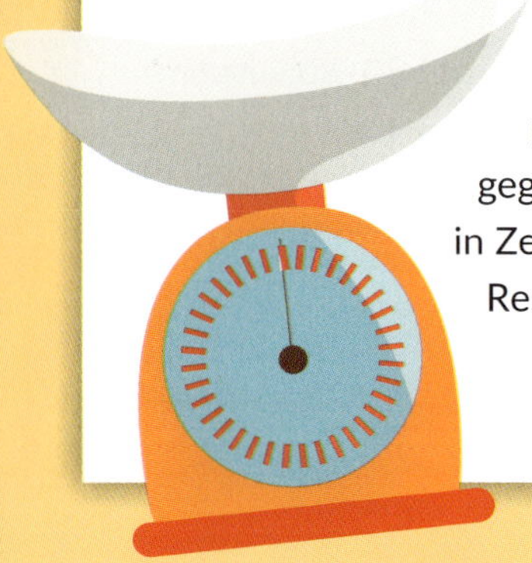

Es ist immer gut, sich nicht dogmatisch an einer fixen Zahl bzw. Vorgabe aufzuhängen, aber die Richtung sollte klar sein. Keto ist keine eiweißbetonte Low-Carb-Ernährungsweise, sondern das Fett steht im Mittelpunkt.

Eiweiß als Ketosebremse.

Ein Überschuss an Eiweiß ist an mehreren Stellen hinderlich für die Ketose. Neben den Kohlenhydraten hat auch Eiweiß eine Insulinreaktion zur Folge. Mehr Insulin im Blut reduziert das Glukagon, damit sinkt die Fettfreisetzung, und die Ketonkörperproduktion wird gehemmt. Dazu kann der Körper immer nur eine bestimmte Menge an Eiweiß verwerten und hat außerdem nur überschaubare Eiweißspeichermöglichkeiten. Wenn man also heftig über den Bedarf isst, wird ein Teil des Proteins in Glukose, also in Zucker umgewandelt. Je nach Menge kann das dann die Ketose behindern oder, gerade am Anfang der Umstellung, Sie auch aus der Ketose werfen.

Der individuelle Eiweißbedarf kann natürlich ebenfalls etwas höher liegen, gerade bei sehr sportlichen Menschen, aber bitte auch hier zu Beginn erst einmal vorsichtig sein und jede Anpassung langsam austesten.

Fett – der Hauptdarsteller wird in Position gebracht.

Es kommt einem zu Beginn fast schon falsch vor, wurde uns doch die letzten 30 Jahre immer kräftig eingehämmert, dass Fett ungesund ist und dick macht. Schütteln Sie das bitte im Rahmen der ketogenen Ernährung ab, denn diese Ammenmärchen gelten inzwischen nicht mehr, und das Fett aus der Nahrung wurde rehabilitiert.

Wir haben die beiden Makronährstoffe (Kohlenhydrate und Eiweiß) bereits mengenmäßig eingegrenzt. Nun gilt es nur noch, den Tagesbedarf an Kilokalorien mit Fett aufzufüllen. Das Fett kann dabei übrigens aus der Nahrung kommen – oder gerade wenn Gewicht schmelzen soll, greift der Körper sehr effizient auf die eigenen Fettzellen zu.

Ich will die Fettzufuhr an einem Beispiel konkretisieren, und wir bleiben bei der Person von einer Größe von 1,70 Metern. Wir haben bereits festgelegt, dass die Kohlenhydratzufuhr 30 Gramm pro Tag nicht übersteigen sollte, das sind 120 Kilokalorien. In unserem Beispiel ist die Person also mit einer Eiweißzufuhr von 70 Gramm ebenfalls gut versorgt, die mit 280 Kilokalorien zu Buche schlagen. Insgesamt sind das 400 Kilokalorien. Ich unterstelle jetzt mal ganz pauschal, dass der Tagesbedarf an Kilokalorien bei der Person bei etwa 2000 Kilokalorien liegt. Ergibt ein Defizit von 1600 Kilokalorien, das mit Fett zu füllen wäre. Bei 9 Kilokalorien pro Gramm Fett ergäbe das eine Fettzufuhr pro Tag von 178 Gramm. Gehe ich davon aus, dass die Person gern einige Kilos verlieren möchte, reduzieren wir die Kalorienzufuhr auf 1800 Kilokalorien und passen die Fettzufuhr somit auf 156 Gramm an.

Schneller ist nicht immer besser.

Wenn Sie jetzt denken, klasse, da lasse ich das Nahrungsfett komplett weg, und schon nehme ich dreimal so schnell ab, dann ist das keine gute Idee. Nur die Kohlenhydrate und das Eiweiß zu verzehren hätte ja eine Kalorienzufuhr von nur 400 Kilokalorien zur Folge. Eine Kalorienzufuhr in dem geringen Umfang würde dem Körper schaden, denn eine vernünftige Zufuhr von Nährstoffen ist dabei nicht möglich. Es braucht also zu jeder Mahlzeit hochwertige Fette, die den Körper mit Nährstoffen – ja, auch Fett enthält Nährstoffe – und Energie versorgen, damit wichtige Funktionen aufrechterhalten werden können.

Gerade zu Beginn der Umstellung funktioniert auch die Freisetzung aus den körpereigenen Fettreserven etwas zögerlich. Es braucht daher die freien Fettsäuren, um eine stabile Ketose aufzubauen. Fettsäuren sind die Bausteine der Ketonkörper, und wenn der Prozess, die eigenen Fettreserven zu nutzen, erst anläuft, dann braucht es das Nahrungsfett, um in die Ketonkörperproduktion einzusteigen. Je nach Art des zugeführten Fetts kann man den Körper sogar dabei unterstützen, indem man MCT-Öl und Kokosöl integriert.

Noch mal auf einen Blick:

- Für den Einstieg in die ketogene Ernährung begrenzen Sie die Kohlenhydrate auf maximal 30 g am Tag.
- Essen Sie im Bereich von 0,8–1,0 Gramm Eiweiß pro Kilogramm Normalgewicht.
- Füllen Sie den weiteren Energiebedarf dann mit Nahrungsfett auf.

Vielleicht fragen Sie sich jetzt, woher Sie wissen sollen, wann Sie in Ketose sind? Die Antwort ist einfach: messen!

Ketonkörper sind im Urin, in der Atemluft und im Blut enthalten. Über jeden dieser Kanäle besteht auch die Möglichkeit zu messen, ob der Körper Ketonkörper produziert und auch in welchem Umfang. Die Messung im Urin ist am günstigsten, da es die Teststreifen in der Apotheke käuflich zu erwerben gibt. Dazu ist auf einer Farbskala einfach abzulesen, wie viele Ketonkörper im Urin vorhanden sind. Der Nachteil bei der Messung im Urin ist, dass nur die Ketonkörper nachgewiesen werden, die der Körper nicht verwerten kann. Das sind nach drei bis vier Tagen – gerade bei Keto-Neulingen – erst mal eine Menge, denn der Fettstoffwechsel läuft noch nicht perfekt, und der Körper weiß noch nicht so recht, was er mit den kleinen Kerlen anfangen soll. Aber mit der Dauer der Ketose verbessert sich die Verwertung, und die messbaren Ketonkörper im Urin nehmen ab. Der Teststreifen wird also wieder heller, was dann kein Zeichen ist, dass die Ketose schwächer wird, sondern nur, dass die neue Energiequelle besser angenommen wird.

Da ist das Blut verlässlicher, jedoch braucht es dazu ein Gerät, einen Blutketonmeter, das wie ein Blutzuckermessgerät funktioniert. Es gibt sogar Kombigeräte, die Blutzucker und Ketokonzentration messen können. Das Ziel sollte sein, dass der Ketonwert im Bereich von 0,8 und 3 mmol/l liegt.

Wenn die Umstellung gefühlt krank macht.

Ja, die ersten Tage können hart sein, und es ist nicht unwahrscheinlich, dass Sie sich auch mal schlecht fühlen werden, fast krank. Man nennt das auch die Keto-Grippe, die jeden mehr oder weniger stark erwischt und die einfach eine körperliche Reaktion ist auf die schwindenden Kohlenhydrate und die noch mangelnde Fähigkeit, die Energie aus Fett zu erzeugen. Falls Sie aus einer sonst moderaten Low-Carb-Variante umsteigen und Keto machen, so fällt die Umstellung ungleich leichter als bei Menschen, die aus vollem Kohlenhydratbetrieb ganz ungeübt auf Keto umsteigen. Aber seien Sie gewiss: Keine Keto-Grippe dauert ewig. Los geht es etwa an Tag drei bis fünf der Umstellung, und eine Woche später ist der Spuk in der Regel überstanden. Lassen Sie sich nicht entmutigen und geben Sie nicht auf, auch wenn das Gefühl, dass die Ernährungsweise einem nicht guttut, während der Keto-Grippe sehr drängend werden kann. Hier einige Tipps, damit Sie stabiler in das neue Keto-Leben starten können:

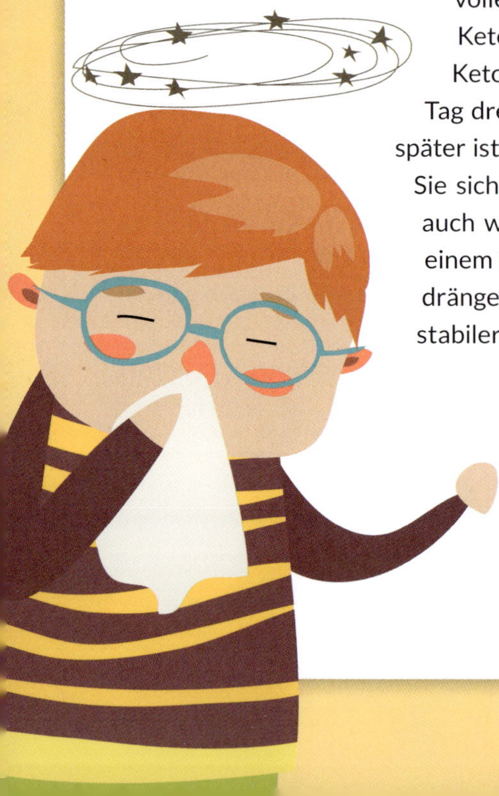

- Beginnen Sie mit der Umstellung am besten mitten in der Woche, damit Sie, wenn die Keto-Grippe Sie erwischt, das Wochenende haben, um sich zu schonen. Oder das Unterfangen gleich gemütlich in einem Urlaub starten, denn da können Sie sich komplett und entspannt auf die neue Ernährungsform einlassen. Übrigens fällt der Übergang im Winter leichter als im Sommer.

- Starten Sie keine Keto-Umstellung, wenn Sie unter totalem Stress stehen und ein Umzug, eine Hochzeit oder ein anderer maximaler Stressor in den folgenden Tagen ansteht. Keto ist sowieso keine Diät, mit der Sie sich in drei Tagen in ein zwei Größen zu kleines Hochzeitskleid schießen können.

- Mit dem Verlust der Kohlenhydratspeicher geht Wasser verloren und damit auch Salz. Dadurch sinkt der Blutdruck, und man fühlt sich blümerant, bekommt also Kopfschmerzen, Schwindel bis hin zur Übelkeit. Daher die Speisen etwas stärker salzen als gewohnt. Wer süß in den Tag startet, sollte zusätzlich ein Glas leicht gesalzenes Wasser trinken.

- Ansonsten viel trinken und dabei zu einem Mineralwasser greifen, das reichlich Mineralien enthält.

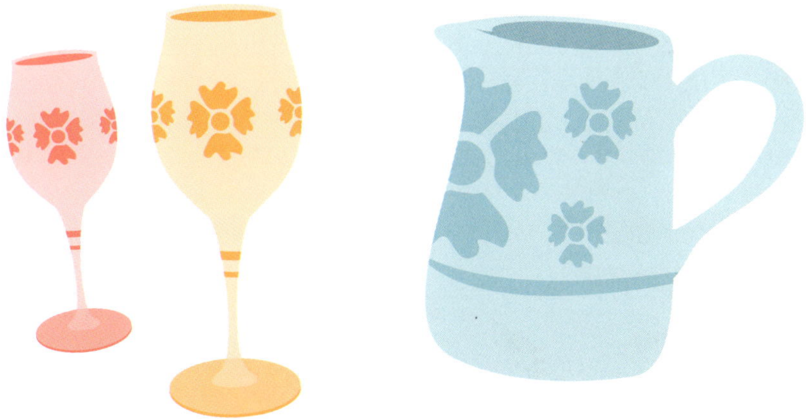

Was essen, wenn Ketonkörper entstehen sollen?

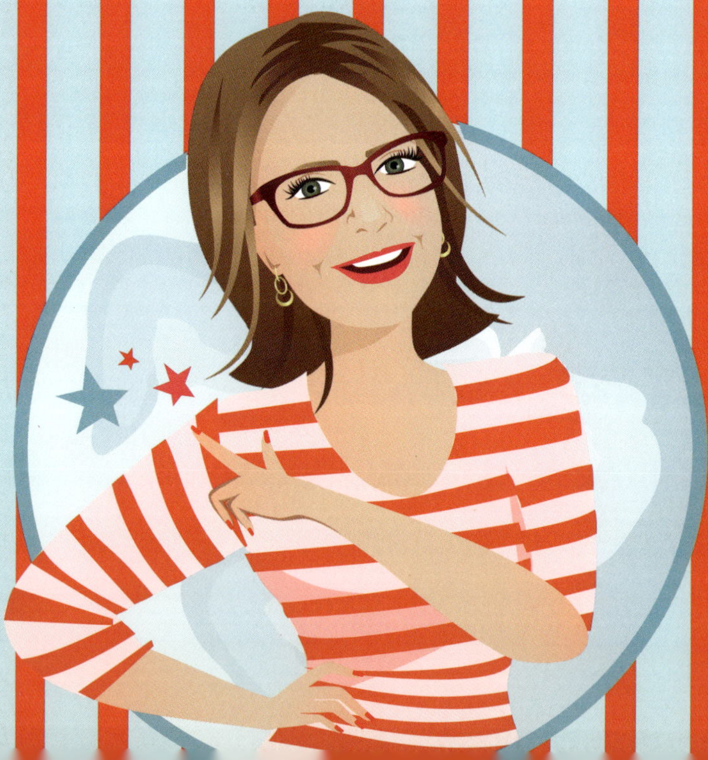

WAS ESSEN, WENN KETONKÖRPER ENTSTEHEN SOLLEN?

Nichts hilft, wenn es nicht schmeckt.

Woran scheitern die meisten Ernährungsveränderungen? An dem Umstand, dass es nicht schmeckt und weil die neue Ernährungsform häufig als umständlich empfunden wird. Das Durchhaltevermögen schrumpft deutlich, wenn das Neue zu weit weg davon ist, was die Menschen gewohnt sind.

Von daher geht es hier bei mir nicht um die ketogene Perfektion, sondern um einen alltagstauglichen Lifestyle mit leckeren Rezepten, die nicht den Eindruck vermitteln, öde Gesundheitskost zu sein. Wohlwissend, dass man natürlich komplett auf künstliche Zutaten verzichten sollte, man Milchprodukte ächten könnte und auch sonst alles viel dogmatischer betrachten könnte. Da kann aber jeder die für sich passenden Entscheidungen treffen, muss dann bei meinen Rezepten an der einen oder anderen Stelle etwas ab- oder zugeben. Zu meinem Glück macht die Ketonkörperproduktion da messbar weniger enge Vorgaben als so mancher artgerechte Paläo-Vegan-Keto-Mufti.

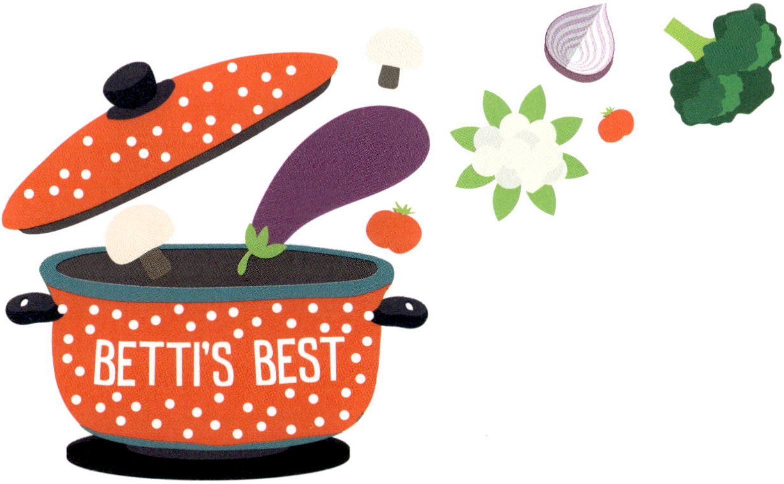

Was kommt denn nun ketokonform auf den Teller?

Selbst wenn das Kohlenhydratfenster klein ist, passt doch eine ganze Menge Gemüse auf den Keto-Teller.

Für 5 Gramm Kohlenhydrate dürfen Sie beispielsweise bei einer Mahlzeit jeweils die folgende Gemüsemenge futtern:

- Aubergine: 201 Gramm
- Blumenkohl: 217 Gramm
- Brokkoli: 185 Gramm
- Champignons: 833 Gramm
- Chicorée: 208 Gramm
- Chinakohl: 403 Gramm
- Kirschtomaten: 167 Gramm
- Kohlrabi: 135 Gramm
- Lauch: 153 Gramm
- Mangold: 833 Gramm
- Pak Choi: 403 Gramm
- Paprika grün: 172 Gramm
- Radieschen: 235 Gramm
- Rettich: 209 Gramm
- Romanasalat: 294 Gramm
- Salatgurke: 278 Gramm
- Sauerkraut: 664 Gramm
- Spargel: 250 Gramm
- Spinat: 820 Gramm
- Spitzkohl: 185 Gramm
- Wirsing: 171 Gramm
- Zucchini: 222 Gramm
- Zwiebel: 102 Gramm

Also, da geht was, und von daher steht auch bei der ketogenen Ernährung das Gemüse ganz hoch im Kurs.

Merken Sie sich generell, je bunter ein Gemüse, desto höher meist der Kohlenhydratanteil und im Gegenzug kleiner die mögliche Portionsgröße. Von der roten Paprika können Sie zum Beispiel, um auf 5 Gramm Kohlenhydrate zu kommen, nur 78 Gramm essen. Nicht unmöglich, aber muss entsprechend beachtet werden. Genauso ist Gemüse, das unter der Erde wächst, in der Regel kohlenhydratreicher als das über der Erde wachsende. Nehmen wir hier die Karotte, von der Sie nur 74 Gramm essen dürfen, um die 5 Gramm Kohlenhydrate aufzubrauchen. Gemüse ja und gern, aber aufpassen bei der Auswahl und der Menge.

Was ist denn mit dem leckeren Obst?

Früchte sind die Süßigkeiten der Natur, und dementsprechend ist hier die Einschränkung stärker zu spüren. Auch hier will ich Ihnen kurz zeigen, was bei einem Kohlenhydratbudget von 5 Gramm mengenmäßig möglich ist:

- Apfel: 34 Gramm
- Aprikose: 59 Gramm
- Brombeeren: 80 Gramm
- Cantaloupe-Melone: 119 Gramm
- Grapefruit: 68 Gramm
- Erdbeeren: 91 Gramm
- Heidelbeeren: 83 Gramm
- Himbeeren: 104 Gramm
- Kiwi: 55 Gramm
- Orange: 61 Gramm
- Zitrone: 161 Gramm

Sie sehen, es ist eher überschaubar oder eben ziemlich sauer.

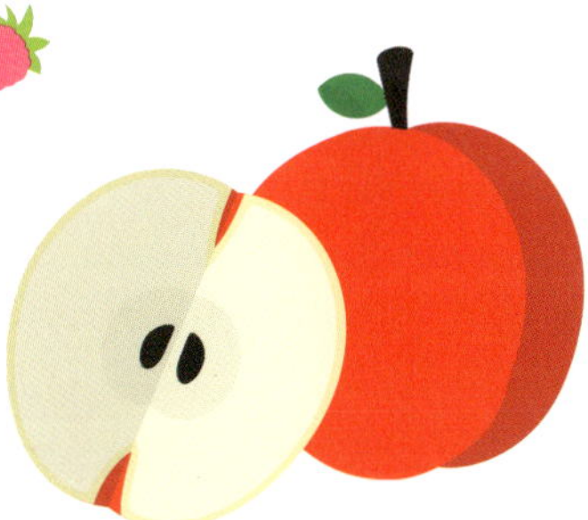

Ballaststoffe und Keto. Wenn die Verdauung klemmt.

Mit dem Wegfall von (Vollkorn-)Getreide und Hülsenfrüchten aus dem Speiseplan fällt auch ein Teil der Ballaststoffe weg, die in unserem Darm für die Verdauung wichtige Arbeit leisten und zudem gesundes Futter für unsere Darmbakterien darstellen. Aus diesem Grund ist noch mal wichtig, so viel Gemüse wie möglich in die Ernährung zu integrieren. Nüsse verfügen übrigens ebenfalls über eine ganze Menge an Ballaststoffen und bringen dazu tolles Fett und pflanzliches Eiweiß mit. Leinsamen oder Chiasamen können helfen, wenn die Verdauung etwas kaspert. Sollte es doch stärker klemmen, als Ihnen lieb ist, kann ich Ihnen Flohsamenschalen ans Herz legen. Flohsamenschalen enthalten kaum Kohlenhydrate und bestehen aus löslichen und nicht löslichen Ballaststoffen, die den Darm auf Trab bringen. Flohsamenschalen lassen sich auf verschiedene Weise konsumieren und so problemlos in die Keto-Küche integrieren.

Welche Eiweißquellen passen auf den Keto-Teller?

Es ist generell so, dass Fleisch keine nennenswerten Kohlenhydrate enthält und damit für die ketogene Ernährung als ein guter Eiweißlieferant zur Verfügung steht. Bitte bei der Auswahl immer darauf achten, dass es fette Fleischsorten sind, und nicht das magere Filet. Auch Wurstprodukte sind reich an Fett, sollten jedoch als verarbeitete Produkte nur gelegentlich verzehrt werden, immer mit einem prüfenden Blick auf die enthaltenen Kohlenhydrate. Achten Sie beim Kauf von tierischen Produkten auf die Qualität, denn die Fütterung und das Leben der Tiere haben einen großen Einfluss auf die Fettqualität. Bevorzugen Sie Produkte von Tieren, die die Weide gekannt haben und schauen Sie nach regionalen Erzeugern oder Metzgereien, die noch selbst schlachten und das Vieh von verantwortlich produzierenden Betrieben aus der Region beziehen. Wenn Sie die Möglichkeit haben, hiesiges Wildfleisch käuflich zu erwerben, dann probieren Sie ruhig aus, ob Ihnen das geschmacklich zusagt. Auf den Keto-Teller passen Wildschwein und Hirsch allemal.

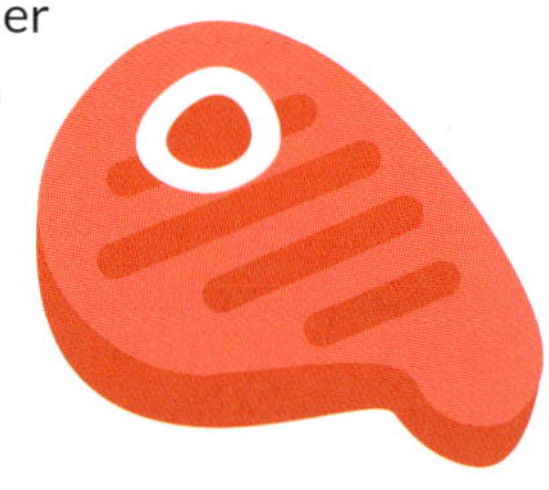

Mehr Fisch macht Keto zur Superhirnküche.

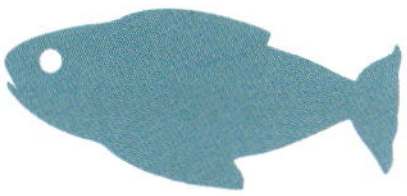

Weitere tolle und kohlenhydratarme Eiweißquellen sind Fisch und Meeresfrüchte. Gern die fetten Fische, die mit schön Omega-3-Fettsäuren auf dem Teller landen. Lachs, Hering, Makrele, aber auch Garnelen oder ein magerer Seelachs mit Knoblauchbutter schmecken hervorragend und lassen sich prima in die ketogene Ernährung einbauen. Neben dem guten Fett und dem leicht verdaulichen Eiweiß punktet der Fisch auch noch mit lebensnotwendigem Jod. Omega 3 und Ketonkörper, unser Gehirn freut's.

Fetter Käse passt perfekt in die Keto-Küche.

Weitere gute Eiweißquellen sind Milchprodukte mit hohem Fettgehalt. Denken Sie an leckeren fetten Rohmilchkäse oder fetten Quark. Häufig wird gerade auch Käse sehr gut von Menschen vertragen, die sonst mit Milchprodukten auf Kriegsfuß stehen. Die Fermentation beseitigt so einige Störfaktoren der Milch wie zum Beispiel Laktose. Perfekt ist gerade beim Käse, dass hochwertiges Eiweiß mit reichlich Fett in Kombination vorhanden ist. Aufpassen bei normaler Milch, denn die wirft bei 100 Millilitern schon fast 5 Gramm Kohlenhydrate in die Waagschale und hat viel zu wenig Fett im Gepäck. Trinkmilch ist kein keto-geeignetes Lebensmittel.

Der Eiweißklassiker schlechthin, das Hühnerei.

Sie essen gern Eier, dann werden Sie Keto mögen, denn Eier begegnen Ihnen in den Rezepten immer wieder. Eier verfügen über ein tolles Aminosäurenprofil, enthalten ordentlich Fett und liefern jede Menge Nährstoffe. Wenn die Eier dann noch von glücklichen Hühnern stammen, steht dem Genuss nichts entgegen. Falls Sie noch Bedenken wegen des in den Eiern enthaltenen Cholesterins haben, dann werfen Sie diese über Bord, denn Eier sind in Sachen Cholesterin keine Bösewichte.

Was ist eigentlich mit Eiweißpulver und Soja?

Gern setze ich an der einen oder anderen Stelle Eiweißpulver ein. Ich nutze dafür ein Mehrkomponentenpulver auf Milchbasis mit Ei. Mich stört bei meinem Eiweißpulver nicht, wenn ein wenig Aroma oder Süßstoff im Pulver enthalten sind, aber natürlich lässt sich ebenfalls ein Natural-Eiweißpulver mit echter Vanille und Stevia entsprechend aufpimpen. Sie können auch gern ein anderes Eiweißpulver verwenden, es gibt inzwischen sogar gleichwertige rein pflanzliche Pulver. Wenn der Kohlenhydratanteil gering genug ist, können Sie diese genauso einsetzen.

Persönlich verzichte ich auf Eiweißquellen aus Soja, da mir Soja ganz einfach nicht schmeckt und ich dazu Soja als tagtäglichen Bestandteil der Ernährung wegen einiger Bestandteile als nicht empfehlenswert ansehe. Wenn ein Lebensmittel aus gesundheitlicher Sicht nicht überzeugend ist, dann soll es bitte wenigstens lecker sein, so zumindest meine Haltung. Aber wenn Sie Soja mögen und den Fleischkonsum reduzieren wollen, dann ist Soja eine Eiweißquelle, die hin und wieder ketokonform eingesetzt werden kann.

Pflanzliche Eiweißquellen sind nicht zu unterschätzen.

Wenn Sie eigene Rezepte erstellen, dann bei der Menge der tierischen Produkte immer direkt berücksichtigen, dass auch die pflanzlichen Komponenten über nicht wenig Eiweiß verfügen. Brokkoli und auch Champignons punkten zum Beispiel mit einem recht hohen Eiweißanteil. Und wenn dann bei einem Gericht noch Nüsse oder Samen ins Spiel kommen, steigt der Eiweißgehalt noch mal deutlich an. Es macht übrigens durchaus Sinn, verschiedene Eiweißquellen zu kombinieren, denn das erhöht das Spektrum an Aminosäuren und hat insgesamt eine verzögerte Aufnahme und damit eine geringere Insulinwirkung zur Folge, als wenn Sie sich ein Rumpsteak von 200 Gramm als einzige Eiweißquelle auf den Teller legen.

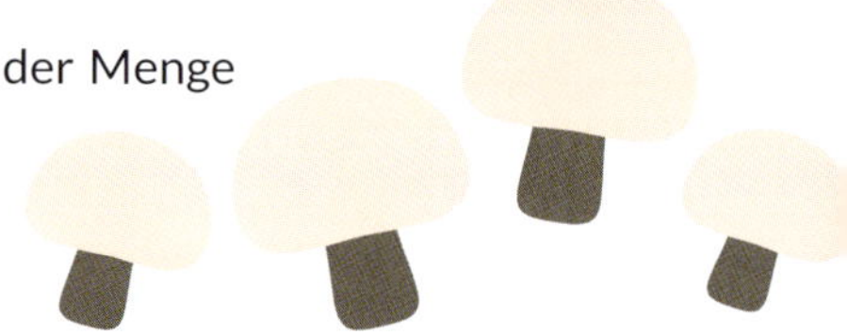

Die Queen der Keto-Makros, auch bekannt als FETT.

Jetzt können wir aus dem Vollen schöpfen, denn es ist Zeit für die guten Fette. Gleich vorweg will ich Ihnen sagen, von welchen Fetten Sie sich fernhalten sollen. Bitte lassen Sie die **Finger weg von Transfetten, die aus industrieller Produktion** stammen. Nehmen Sie sich in acht vor Produkten, die gehärtete oder teilgehärtete Fette enthalten, und lassen Sie die Finger von frittierten Lebensmitteln in Restaurants. Diese Fette sind gesundheitsschädlich und erhöhen das Risiko für Herz-Kreislauf-Erkrankungen. Da Sie im Rahmen der ketogenen Ernährung kaum auf handelsübliche Fertigprodukte zurückgreifen können, verschwinden diese ungünstigen industriellen Fette zum Glück wie von selbst vom Speiseplan.

Die Klaviatur der gesunden Fette.

Es gibt eine Vielzahl von Fettsäuren, und jede hat ihre Daseinsberechtigung. Wundern Sie sich später also nicht, wenn Sie in einem Rezept gleich mehrere fette Lebensmittel finden, die gemeinsam dann eine schöne Mischung an Fettsäuren ergeben. Denn es ist so, dass fast jedes fette Lebensmittel verschiedene Fettsäuren enthält. Aber es gibt unterschiedliche Gewichtungen, die durchaus dazu führen, dass ein Fettsäurenprofil günstiger ist als das andere. Am Ende geht es darum, die Fettsäuren in einer für den Körper gesunden Mischung zu sich zu nehmen, gerade wenn wir an das Verhältnis der Fettsäuren Omega 3 zu Omega 6 denken.

Die Horrorshow der gesättigten Fettsäuren.

Sicher haben Sie schon mal gelesen, dass tierische Fette schlecht seien und ungesund. Gesättigte Fette haben ein wahnsinnig schlechtes Image, und inzwischen sind auch die pflanzlichen gesättigten Fette Opfer dieser teilweise verbreiteten Fetthysterie geworden.

Gesättigte Fette sind ein großer Bestandteil unseres Körpers. Ihre erste Nahrung, die Sie hoffentlich bekommen haben, die Muttermilch, ist sehr fetthaltig und enthält dabei mehr als 50 Prozent gesättigte Fettsäuren. **Huch! Wie konnten Sie das nur überleben?**

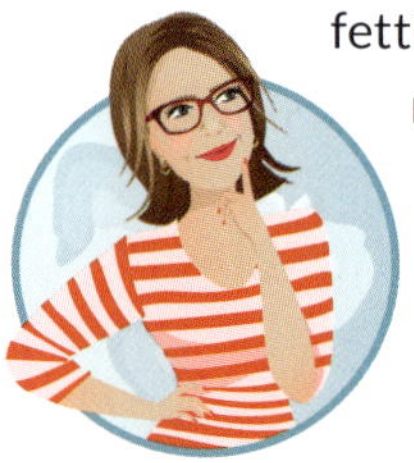

Der Körper benötigt gesättigte Fettsäuren für eine Vielzahl von Aufgaben. Gesättigte Fettsäuren sind eine wunderbare Energiequelle, sind sehr stabil, werden nicht ranzig und schmecken dazu auch noch gut. In der ketogenen Ernährung haben die gesättigten Fettsäuren ihren festen Platz, und das ist auch gut so. Eine Vielzahl der ketogen bevorzugten Lebensmittel mit einem hohen Anteil an gesättigten Fettsäuren enthalten dabei nämlich in nennenswertem Umfang mittelkettige Fettsäuren, die die Ketonkörperproduktion begünstigen. Mit einem besonders hohen Anteil macht da das Kokosöl auf sich aufmerksam. Aber auch Milchfett enthält wertvolle mittelkettige Fettsäuren und, je nach Herkunft der Milchprodukte – Bio- und Weidemilchvieh schneidet da nämlich besser ab –, Omega-3-Fettsäuren. Ich meine es wirklich ganz ernst, wenn ich sage: Butter bei die Fische.

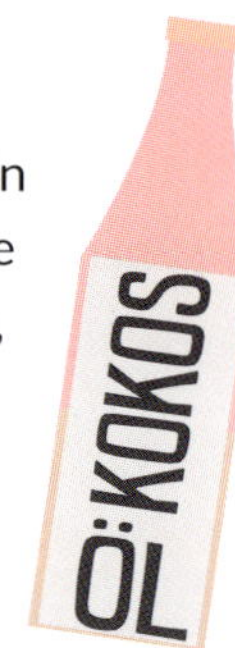

In den folgenden Lebensmitteln, die alle ketokonform sind, findet sich ein hoher Anteil an gesättigten Fettsäuren: Fleischerzeugnisse, Butter, fette Milchprodukte wie Mascarpone, Frischkäse, Crème fraîche und Sahne, Kokosöl.

Dann sind da noch die einfach ungesättigten Fettsäuren, und die finden alle prima.

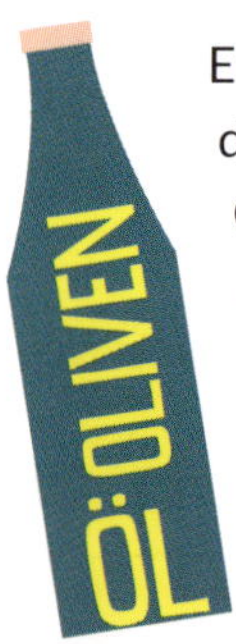

Einfach ungesättigte Fettsäuren sind allgemein als gesundheitsförderlich bekannt, und auch ich bin ein großer Fan dieser Fettsäuren. **Greifen Sie daher gern zu Olivenöl aus erster Pressung, essen Sie Avocados, Macadamias, genießen Sie Mandeln und Haselnüsse als Teil der ketogenen Ernährung**. Alles pflanzliche, sehr fetthaltige Lebensmittel, die ketotauglich und dazu nährstoffreich und gesund sind.

Jetzt wird es essenziell, denn die mehrfach ungesättigten Fettsäuren sind am Start.

Unser Leben besteht aus nur 47 Stoffen. Diese lebenswichtigen Stoffe sind Vitamine, Mineralien, Spurenelemente, Aminosäuren (stecken im Eiweiß) und zwei essenzielle Fettsäuren, die unser Körper nicht selbst herstellen kann.

Wir müssen diese beiden mehrfach ungesättigten Fettsäuren, Omega 3 und Omega 6, zwingend mit der Nahrung zuführen, und das in einem passenden Verhältnis. Dieses Verhältnis ist heutzutage ziemlich aus dem Gleichgewicht geraten, denn in der modernen Ernährung essen wir etwa 15- bis 20-mal so viel Omega-6-Fette im Verhältnis zu Omega-3-Fetten, was gravierende gesundheitliche Folgen hat. Ein gesünderes Verhältnis wäre von 5 : 1 bis hin zu 1 : 1. Bei einer fettreichen Keto-Ernährung ist es daher umso wichtiger, dass wir bei der hohen Fettzufuhr ganz klar Öle vom Speiseplan streichen, die extrem viel Omega-6-Fettsäuren enthalten. Sie werden hier im Buch **kein Sonnenblumenöl, kein Maiskeimöl, kein Sojaöl oder auch Distelöl** finden. All diese Öle bestehen zu einem überwiegenden Teil aus entzündungsförderndem Omega-6-Fett und verschlechtern die Bilanz. Ja, Sie brauchen auch zwingend Omega 6, jedoch nehmen Sie über Nüsse, Fleisch und Milchprodukte schon mehr als ausreichend Omega-6-Fettsäuren (pflanzlich Linolsäure, tierisch die Arachidonsäure) zu sich und müssen nicht noch ein Omega-6-lastiges Öl hinterherkippen, das ein Verhältnis von 120 : 1 hat, wie das beim Sonnenblumenöl der Fall ist.

Mehr Omega 3 braucht der Mensch.

Um das Verhältnis der beiden mehrfach ungesättigten Fettsäuren zueinander zu verbessern, braucht es ein Plus an Omega 3 in der Nahrung. Das klappt ganz gut, wenn Sie sich mit mehr Fisch auf dem Teller anfreunden können. Gern zwei- bis dreimal pro Woche, und ziehen Sie dabei fette Fische vor, wenn möglich aus Wildfang. Auch wenn sich pflanzliche Omega-3-Fettsäuren vom Körper schlechter verwerten lassen, sind trotzdem Leinsamen (Leinöl), Hanfsamen, Chiasamen, Walnüsse und auch Rapsöl gute Omega-3-Lieferanten und helfen, die Bilanz ausgeglichener zu gestalten.

Bei der Omega-3-Versorgung spielt wieder die Qualität der Lebensmittel eine große Rolle, denn Produkte von Wildtieren oder Tieren aus Weidehaltung enthalten einen höheren Omega-3-Anteil als Tiere aus einer sojagefütterten Massentierhaltung.

Natürlich muss nicht immer alles perfekt sein, aber die Aufmerksamkeit für diese kleinen Dinge führt schon zu Veränderungen, die Sie gesundheitlich voranbringen, davon bin ich fest überzeugt.

Was ist eigentlich mit dem Cholesterin?

Cholesterin ist für uns ein lebenswichtiger Stoff, der an sehr vielen Vorgängen wie der Hormonproduktion, der Reparatur von geschädigten Zellen, dem Transport von Nährstoffen zum Gehirn und dem Schutz des Darms beteiligt ist. Es ist also nur konsequent, dass unser Körper diesen wichtigen Stoff selbst herstellen kann und sich nicht von einer Zufuhr über die Nahrung abhängig gemacht hat. Mehr als drei Viertel unseres Cholesterinbedarfs bestreiten wir daher aus körpereigener Produktion, und nur ein kleinerer Teil wird über die Nahrung zugeführt.

Es gibt Fette, die erhöhen den Cholesterinspiegel, und Fette, die senken ihn. Und wenn wir insgesamt mehr Fett über die Nahrung zu uns nehmen, kann dies auch zu höheren Cholesterinwerten führen, als wir das bei fettarmer Ernährung gewohnt sind.

Es lohnt dann, einen Blick zu riskieren, in welcher Weise sich die Blutfettwerte verändern. Bei einer guten Fettzusammensetzung sollte sich das »schlechte« LDL nur leicht erhöhen und im Gegenzug das »gute« HDL anteilig deutlich stärker erhöhen. Und das Verhältnis von beiden gibt viel besser Auskunft darüber, welches Risiko für Herz-Kreislauf-Erkrankungen eigentlich besteht. Bei der Auswahl der Fette also darauf achten, dass auf dem Teller ein passender Anteil von HDL-günstigen Fettquellen liegt. Ich spreche da von Olivenöl, Kokosöl, Avocados und leckeren Nüssen. Niemand sagt, dass Keto eine reine Haxendiät ist und das LDL unbekannte Höhen erklimmen soll.

Inzwischen ist dazu bekannt, dass sich im Rahmen der Keto-Ernährung die LDL-Partikelgröße verändert, denn diese werden größer und fluffiger und verhaken sich dadurch nicht so schnell an den Gefäßwänden. Dieser Umstand, gepaart mit dem – mit der Ernährungsweise einhergehenden – verringerten Entzündungsgeschehen im Körper, beugt Erkrankungen vor und sollte sich günstig auf die Gefahr von Herz-Kreislauf-Erkrankungen auswirken.

Nutzen Sie die Gelegenheit und lassen Sie vor dem Beginn der ketogenen Ernährung die Blutfette, den Blutzucker, die Schildrüsenwerte und auch die Nierenwerte bestimmen und vergleichen Sie die Werte nach drei bis vier Monaten ketogener Ernährung. Meine Blutfettwerte verhalten sich immer gleich. Die Triglyceride sinken, das LDL steigt etwas an und das HDL erhöht sich überproportional. Mein Quotient zwischen LDL und HDL ist während der Keto-Phase günstiger als bei meiner moderat kohlenhydratreduzierten Ernährung, jedoch bei insgesamt höheren Blutfettwerten.

Jetzt aber genug der Theorie, denn dafür sind die echten Fachleute da, die Ihnen alles sehr viel besser erklären können, als ich das kann. Ich will Ihnen Lust machen, sich tiefer in die Materie einzuarbeiten, als das in einem kleinen Kochbuch möglich ist. Es lohnt sich jedoch, und passende Literatur gibt es reichlich.

Kommen wir nun also zum Herzstück des Buches, den 55 leckeren Keto-Rezepten.

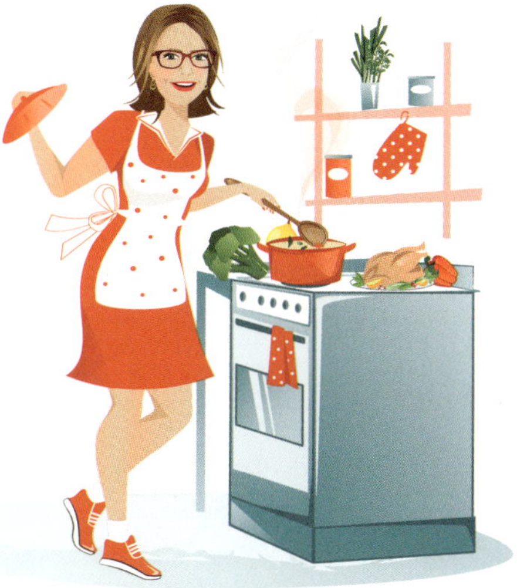

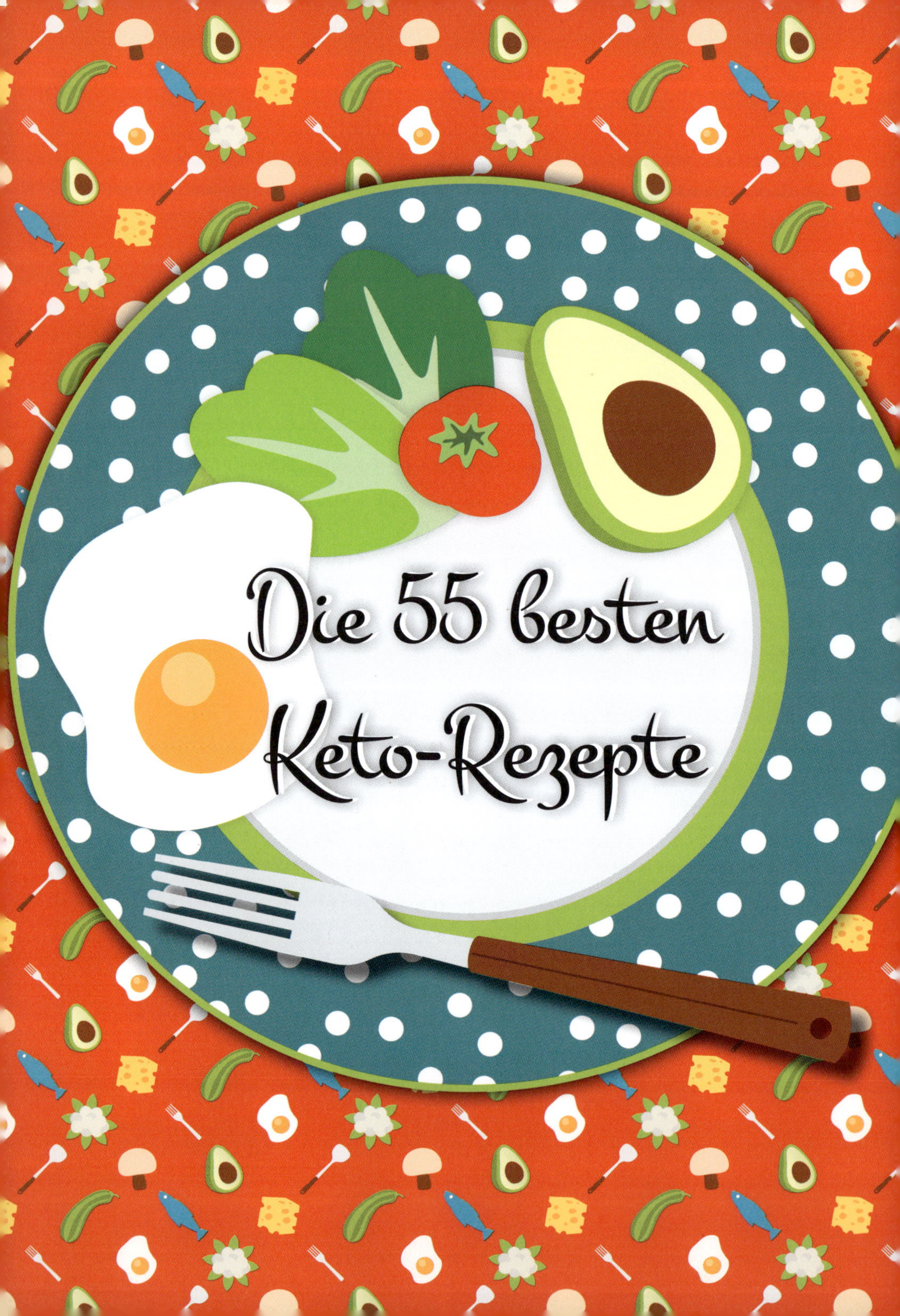
Die 55 besten
Keto-Rezepte

DIE 55 BESTEN KETO-REZEPTE

Jetzt geht es fett zur Sache!

Voll fettes Frühstück

Keto im Suppentopf

Fleisch und Fisch meet Gemüse und Fett

Veggie füllt sich der Keto-Teller

Kalte Küche fast ohne Kohlenhydrate

Sündenfrei süß geschmaust

Superkohlenhydratarme Backträume

Bitte beachten Sie, dass sich die Rezepte immer auf eine unterschiedliche Anzahl von Portionen/Personen beziehen. Die genaue Information finden Sie direkt bei jedem einzelnen Rezept. Sie können, wenn Ihnen die Portionsgrößen zu üppig bemessen sind, auch gern ein Essen, das für zwei Personen gerechnet ist, auf drei Portionen aufteilen oder machen aus drei Portionen einfach vier. Selbst esse ich in meinen Keto-Phasen wegen des geringeren Appetits gern nur zwei Mahlzeiten am Tag, die fallen dann jedoch etwas gehaltvoller aus.

Alle Rezepte sind mit Nährwertangaben (Kilokalorien) versehen. Basis der Berechnung sind die von mir tatsächlich verwendeten Zutaten. Abweichungen und Fehler sind trotz aller Sorgfalt nicht ausgeschlossen.

Voll fettes Frühstück

Frühstück oder kein Frühstück, daran scheiden sich immer wieder die Geister. Wenn Sie gern mit gefülltem Bauch in den Tag starten, dann finden Sie hier ausreichend Ideen, die lecker schmecken und dazu die Makronährstoffuhr für den Tag auf Keto stellen. Wenn Sie einem Frühstück nichts abgewinnen können, dann ist das nicht schlimm. Hören Sie auf Ihren Appetit, und essen Sie einfach, wann Sie wollen.

Grünes Keto-Rührei

1 Portion

Schmeckt zu jeder Tageszeit …

3 Eier, Größe M
15 ml Sahne
15 ml Olivenöl, nativ extra
25 g Rucola, gehackt
100 g Avocado, das Fruchtfleisch gewürfelt
15 g Pistazien, gesalzen, geröstet, ohne Schale, gehackt
Salz und Pfeffer

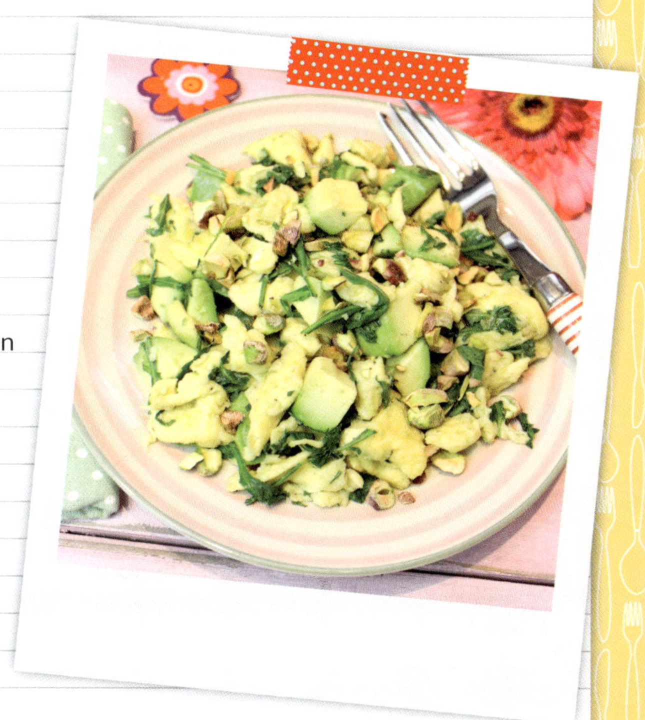

Die Eier zu Rührei verrühren und die Sahne unterschlagen. Mit Salz und Pfeffer würzen.

Eine Pfanne mit dem Olivenöl erhitzen. Das Rührei in die Pfanne geben und unter Rühren stocken lassen. Nach 2 Minuten noch den Rucola und die Avocadowürfel zufügen. Mit Salz und Pfeffer abschmecken. Auf den Teller geben und mit den gehackten Pistazien bestreuen.

Nährwerte pro Portion:
Kilokalorien: 725,
Fett: 66,1 g, Kohlenhydrate: 4,5 g, Eiweiß: 25,5 g

Schoko-Pfannenpizza

1 Portion

So können auch Süßmäuler Pizza frühstücken …

Für den Pizzaboden:
1 Ei, Größe M
50 ml Sahne
20 g Erythrit
5 g Kakaopulver
35 g Mandelmehl, nicht entölt
15 g Kokosöl, geschmolzen, zum Braten

Für den Belag:
15 g Haselnüsse, grob gehackt
10 g Erythrit
75 g Himbeeren

Den Backofen auf 175 °C Umluft vorheizen.

Alle Zutaten für den schokoladigen Teig mit einem Schneebesen anrühren.

Das flüssige Kokosöl in eine Pfanne mit ofengeeignetem Griff pinseln und anschließend den Teig darin verteilen. Die Pfanne mit dem Schokoteig für circa 10 Minuten in den Backofen stellen. Dann kurz aus dem Ofen nehmen und die Haselnüsse auf den vorgebackenen Pizzaboden geben.

Die Nüsse nun mit dem Erythrit bestreuen und zum Schluss noch die Himbeeren auf der Pizza verteilen. So komplett für weitere 8 Minuten in den Backofen stellen.

Ich verwende für meine 1-Portionen-Pfannengerichte eine Pfanne mit einem Durchmesser von 24 Zentimeter.

Nährwerte pro Portion:
Kilokalorien: 727, Fett: 64,0 g, Kohlenhydrate: 11,2 g, Eiweiß: 19,4 g

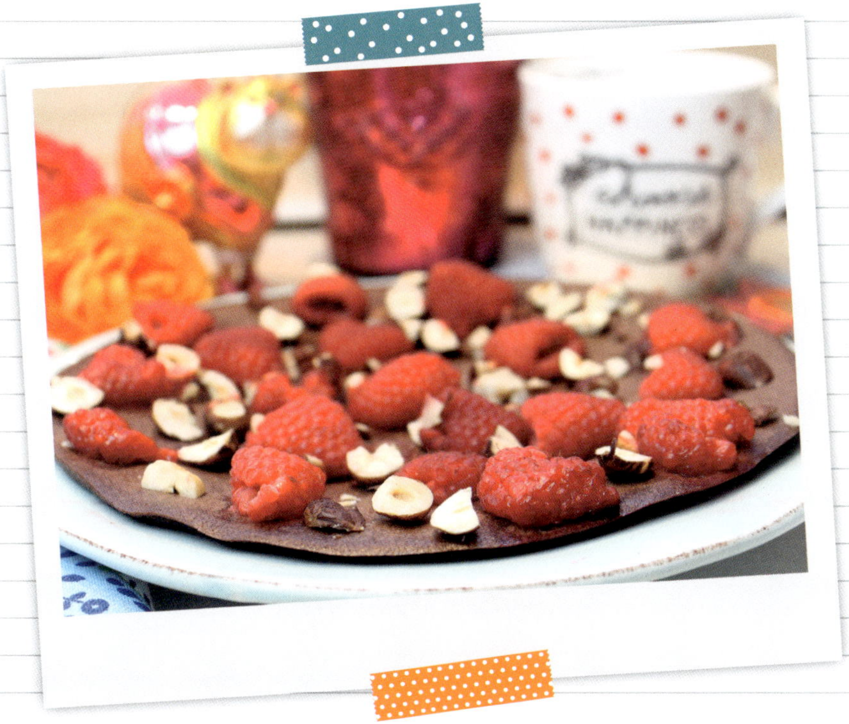

Knuspermüsli

10 Portionen à 70 g

100 g Kokosflakes (alternativ Kokoschips oder Kokosraspel)
100 g Walnüsse, gehackt
100 g Pekannüsse, gehackt
100 g Kürbiskerne
50 g Haselnüsse, gehackt
50 g Mandeln, gehackt
50 g Chiasamen
150 g Erythrit
½ TL Bourbon-Vanille, gemahlen
50 g Kokosöl, geschmolzen

Den Backofen auf 140 °C Umluft vorheizen.

Die trockenen Zutaten in einer Schüssel mischen. Zum Schluss das flüssige Kokosöl unterrühren und alles auf ein mit Backpapier belegtes Backblech geben.

Das Blech in den Ofen schieben. Insgesamt für 50 Minuten backen. Dabei 3-mal durchmischen.

Wenn das Müsli Farbe bekommen hat, rausholen und auf dem Blech abkühlen lassen. Damit nicht alles zusammenklebt, immer wieder beim Abkühlen durchmischen.

Für alle, die einen süßen Start in den Tag brauchen …

Ergibt etwa 700 Gramm fertiges Müsli. Schmeckt sehr lecker in Kokos-Sahnejoghurt mit einigen Beeren oder einfach puristisch über gewürfelte Avocado gestreut.

Nährwerte pro Portion:

Kilokalorien: 402, Fett: 38,1 g, Kohlenhydrate: 2,8 g, Eiweiß: 9,9 g

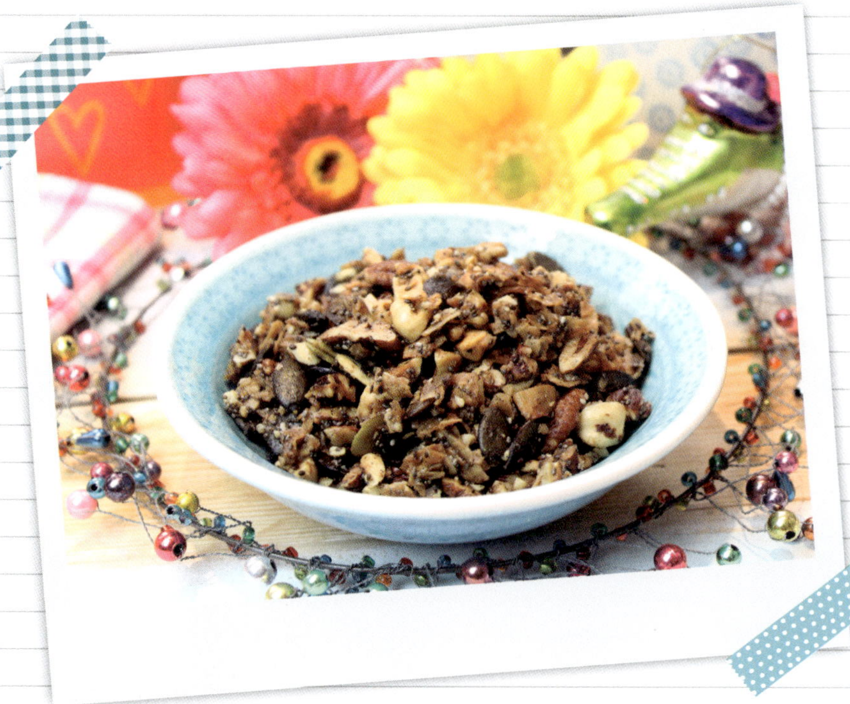

Warme Kokos-Frühstücksmuffins mit süßem Erdbeerschmand

4 Muffins, ergibt 2 Portionen

Für die Kokosmuffins:
2 Eier, Größe M
50 ml Kokosmilch
30 g Erythrit
2 TL Stevia-Streupulver mit Erythrit
¼ TL Backpulver
5 g Eiweißpulver, Vanille
50 g Mandelmehl, nicht entölt
20 g Kokosmehl
25 g Kokosraspel

Für den Erdbeerschmand:
100 g Schmand, 24 % Fett
15 ml Sahne
10 ml Leinöl
5 g Eiweißpulver, Vanille
½–1 TL Stevia-Streupulver mit Erythrit (Süße nach Geschmack zufügen)
100 g Erdbeeren, klein geschnitten

Den Backofen auf 175 °C Umluft vorheizen.

Den Teig für die Kokos-Frühstücksmuffins mit einem Schneebesen verrühren. In 4 Muffinförmchen verteilen und dann für 20 Minuten backen.

In der Zwischenzeit den Schmand mit der Sahne, dem Leinöl, dem Eiweißpulver und dem Stevia-Streupulver mit einem kleinen Schneebesen verrühren. Dann die klein geschnittenen Erdbeeren untermischen und zu den warmen Kokos-Frühstücksmuffins servieren.

Nährwerte pro Portion:
Kilokalorien: 607, Fett: 51,6 g, Kohlenhydrate: 9,8 g, Eiweiß: 20,6 g

Für alle Kokosfans ein Schmaus …

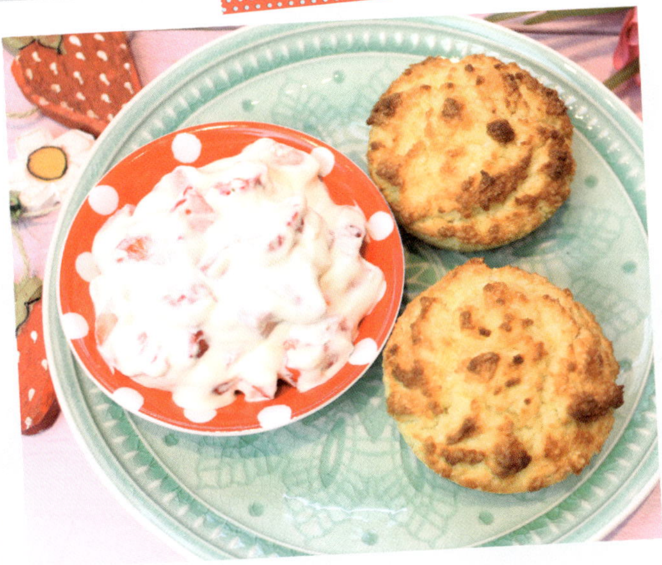

Würstlfrühstück

1 Portion

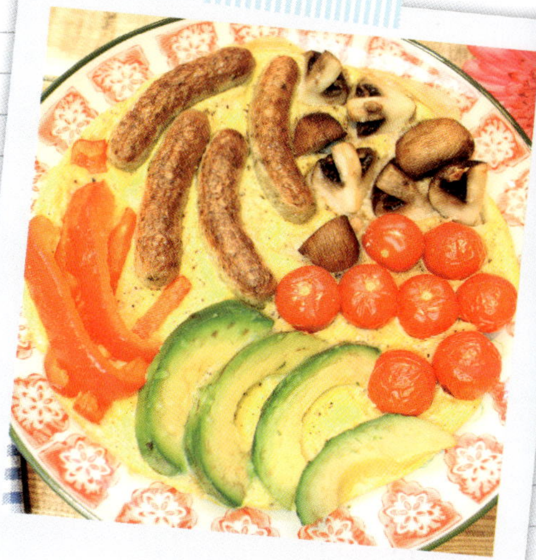

2 Eier, Größe L
10 g Kokosöl
75 g Bio-Mini-Rostbratwürste
50 g rote Paprika, in lange Spalten geschnitten
50 g Champignons, geviertelt
75 g Kirschtomaten
75 g Avocado, das Fruchtfleisch in Spalten geschnitten
Salz und Pfeffer

Den Backofen auf 175 °C Umluft vorheizen.

Würstchen zum Frühstück mag man nicht nur in England

Die beiden Eier zu Rührei verquirlen und mit Salz und Pfeffer würzen.

In einer Pfanne mit ofentauglichem Griff das Kokosöl erhitzen. Darin die kleinen Rostbratwürste für 2–3 Minuten braten. Dann die Paprikaspalten und die Champignons zu den Würstchen in die Pfanne geben und alles gemeinsam für 1 Minute braten. Nun die Kirschtomaten hinzufügen, den Herd ausschalten und das Rührei in die Pfanne gießen. Als Abschluss noch die Avocadospalten in die Pfanne legen und die gefüllte Pfanne für 7–9 Minuten in den Ofen stellen.

Den Pfanneninhalt aus der Pfanne auf einen großen Teller gleiten lassen.

Nährwerte pro Portion:
Kilokalorien: 731, Fett: 63,8 g, Kohlenhydrate: 8,4 g, Eiweiß: 29,9 g

Quarkfrühstück mit Himbeer-Chialade

1 Portion

Für die Himbeer-Chialade: (3 Portionen)
100 g gefrorene Himbeeren, ohne Zuckerzusatz
1 TL Stevia-Streupulver mit Erythrit
10 g Chiasamen

Kann gut mehrere Tage in der Woche gegessen werden …

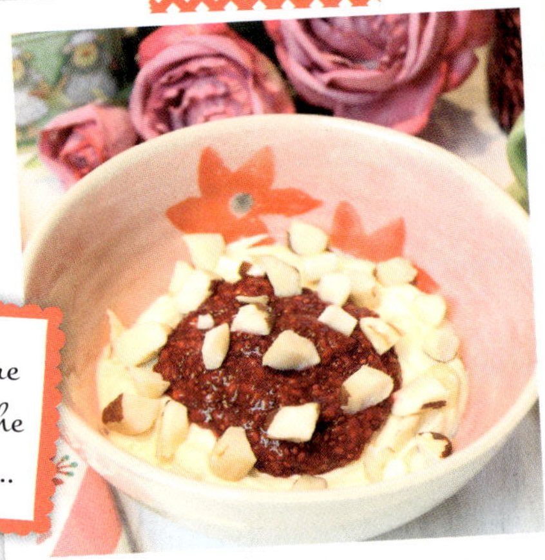

Für die Quarkcreme:
150 g Quark, 40 % Fett
20 g Mandelmus
15 ml Kokosmilch
15 ml Leinöl
1 TL Stevia-Streupulver mit Erythrit
15 g Paranüsse, grob gehackt

Die gefrorenen Himbeeren in der Mikrowelle oder auf dem Herd kurz zum Kochen bringen und mehrfach umrühren. Den Teelöffel Stevia-Streupulver unterrühren und dann in einem Schälchen lauwarm abkühlen lassen. Anschließend die Chiasamen unterrühren und im Kühlschrank 2–3 Stunden stehen lassen (oder über Nacht). Immer wieder mal durchrühren. So entsteht ein marmeladenartiges Himbeer-Chiagelee. Die Menge reicht für 3 Quarkfrühstücke und kann im Kühlschrank ohne Probleme für 4–5 Tage vorrätig gehalten werden. Die Himbeer-Chialade schmeckt ebenfalls sehr gut auf selbst gebackenem Keto-Brot.

Die Zutaten für die Quarkcreme vermischen. Dann noch die Himbeer-Chialade und die gehackten Paranüsse darübergeben und beim Verzehr unterrühren.

Nährwerte pro Portion:
Kilokalorien: 636, Fett: 55,5 g, Kohlenhydrate: 8,8 g, Eiweiß: 21,7 g

Frühstücks-Pfannenpizza

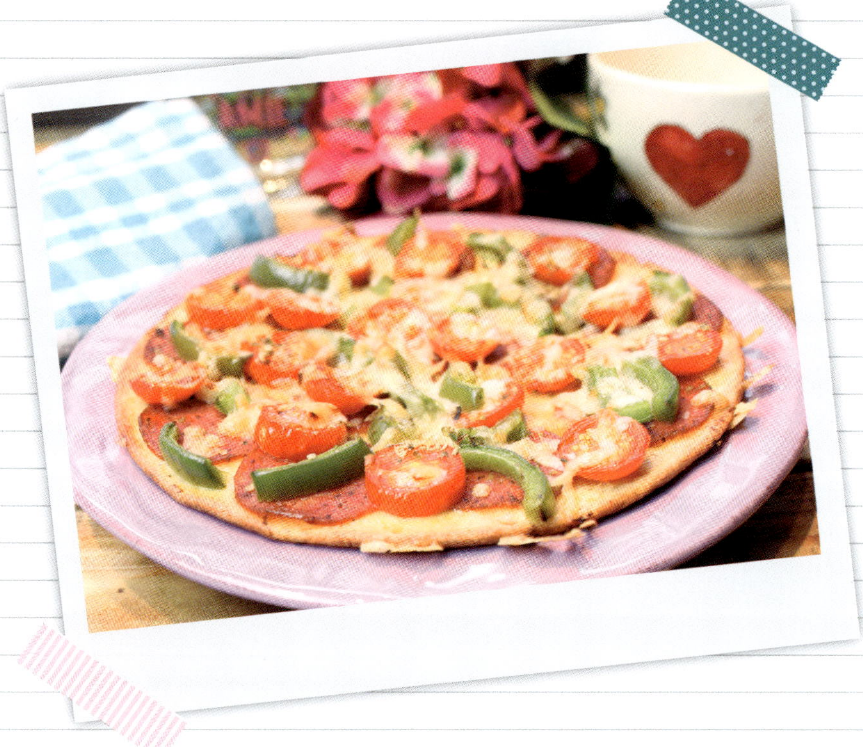

Herzhafte Pizza am Morgen ist ein Traum ...

1 Portion

Für den Teigboden:
10 ml Olivenöl, nativ extra
1 Ei, Größe M
50 g Crème fraîche
25 g Mandelmehl, nicht entölt
5 g Flohsamenschalen
Salz und Pfeffer

Für den Belag:
30 g Salami, in Scheiben
75 g Kirschtomaten, in Scheiben geschnitten
75 g grüne Paprika, in Streifen geschnitten
¼ TL Oregano, getrocknet
20 g Manchego-Käse, gerieben

Den Backofen auf 175 °C Umluft vorheizen.

Die Pfanne mit ofentauglichem Griff mit dem Olivenöl auspinseln. Aus den restlichen Zutaten den Teig für die Pfannenpizza anrühren.

Den Teig in der Pfanne verstreichen. Die Pfanne für 10 Minuten in den heißen Ofen stellen.

Anschließend die Salamischeiben, die geschnittenen Kirschtomaten und die Paprikastreifen auf dem vorgebackenen Pizzateig verteilen. Dann noch den Oregano und den Manchego-Käse über die Pizza streuen und die Pfanne für weitere 10–12 Minuten in den Ofen stellen.

Nährwerte pro Portion:
Kilokalorien: 673, Fett: 58,3 g, Kohlenhydrate: 8,9 g, Eiweiß: 26,8 g

Keto im Suppentopf

»Ich esse meine Suppe nicht«, werden Sie bei mir nie hören. Mein Faible für Suppen und Eintöpfe ist bekannt und berüchtigt. Gerade in der Keto-Küche bekommt man Fett sehr gut im Suppentopf unter. Denken Sie nur an Kokosmilch, Sahne, Mandelmus oder in viel Olivenöl angebratenes Gemüse.

Bolognesesuppe

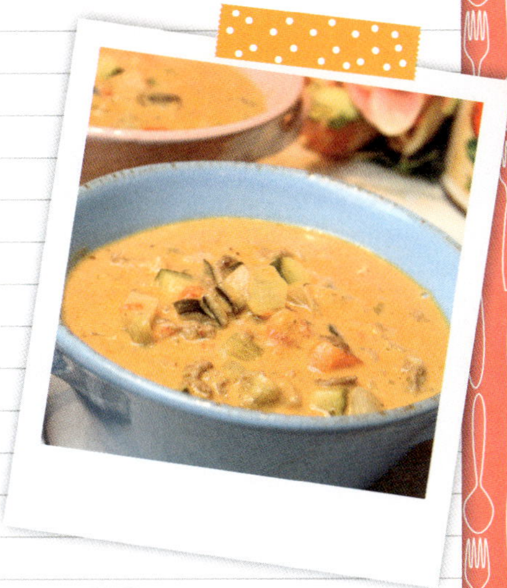

4 Portionen

80 ml Olivenöl, nativ extra
300 g Aubergine, in kleine Würfel geschnitten
30 g Zwiebel, fein gehackt
1 Knoblauchzehe, fein gehackt
350 g Hackfleisch, gemischt
300 g Zucchini, in Würfel geschnitten
150 g Staudensellerie, in Würfel geschnitten
100 g Fenchelknolle, in Würfel geschnitten
300 g Dosentomaten, gehackt
500 ml Gemüsebrühe
2 TL Oregano, getrocknet
100 ml Sahne
75 g Mandelmus
50 g Parmesan, gerieben
Salz und Pfeffer

Bolognese geht in jeder Lebenslage, auch Keto …

Das Olivenöl in einem größeren Topf auf mittlere Hitze erwärmen. Die Auberginenwürfel ins Fett geben und diese für 5–6 Minuten braten. Dann die Zwiebelwürfel zufügen und diese glasig dünsten. Jetzt noch den Knoblauch und das Hackfleisch in den Topf geben. So lange braten, bis das Hackfleisch krümelig ist. Dann Zucchini, Staudensellerie und Fenchel untermischen. Nun mit den Dosentomaten und der Gemüsebrühe ablöschen. Noch den Oregano hinzufügen und dann für 15 Minuten köcheln lassen.

Nach der Kochzeit die Sahne, das Mandelmus und den Parmesan in die Suppe geben. Alles gut unterrühren und die Suppe zum Schluss noch mit Salz und Pfeffer abschmecken.

Nährwerte pro Portion:
Kilokalorien: 687, Fett: 57,3 g, Kohlenhydrate: 10,0 g, Eiweiß: 28,2 g

Französische Chicoréesuppe

3 Portionen

1 l Gemüsebrühe
300 g Entenbrust mit Haut
25 g Kokosöl
750 g Chicorée, ohne Strunk, in Streifen geschnitten
3 TL Dijon-Senf
1 TL Erythrit
250 g Crème fraîche
2 TL Estragon, getrocknet
½ TL Johannisbrotkernmehl
30 g Walnüsse, gehackt

Die Gemüsebrühe in einem Topf erhitzen und die Entenbrust mit Haut für 75 Minuten bei geschlossenem Deckel darin kochen. Anschließend die Entenbrust aus der Suppe nehmen und in Stücke schneiden. Das kann man auch schon gut vorbereiten.

In einem großen Topf das Kokosöl erhitzen und den Chicorée anbraten, bis dieser etwas Farbe bekommt. Dann mit der kompletten Enten-Gemüsebrühe ablöschen und für 10 Minuten kochen lassen. Den Dijon-Senf, das Erythrit und die Crème fraîche unterrühren.

Anschließend den Suppeninhalt mit dem Pürierstab zerkleinern und den Estragon hinzufügen.

Adieu Keto-Tristesse …

Die klein geschnittene Entenbrust als Einlage in die Suppe geben und das Johannisbrotkernmehl zur Bindung mit einem

Schneebesen einrühren. Zum Schluss die Suppe mit Salz und Pfeffer abschmecken, auf 3 Teller verteilen und im Teller mit den gehackten Walnüssen bestreuen.

Nährwerte pro Portion:
Kilokalorien: 680, Fett: 59,1 g, Kohlenhydrate: 10,0 g, Eiweiß: 25,8 g

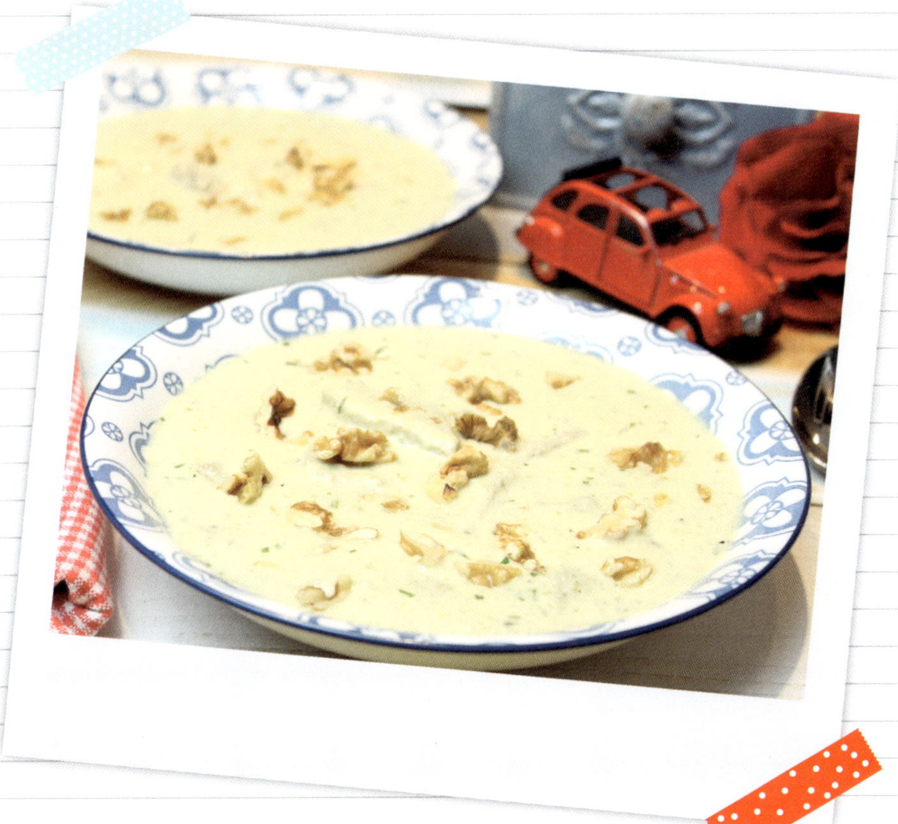

Knobelige Brokkoli-Cheddar-Suppe

4 Portionen

2 Zehen Knoblauch, gepresst
100 g Butter, geschmolzen
800 g Brokkoli, in Röschen geschnitten
125 Baconwürfel (Veggie-Fans sparen sich die)
15 ml Olivenöl, nativ extra
800 ml Gemüsebrühe
250 ml Sahne
¼ TL Muskatnuss, frisch gerieben
100 g Cheddar, herzhaft, gerieben
½ TL Johannisbrotkernmehl
Salz und Pfeffer

Knoblauch hilft gegen Energievampire …

Den Backofen auf 175 °C Umluft vorheizen.

Den gepressten Knoblauch mit der flüssigen Butter verrühren. Die Brokkoliröschen in eine Ofenform füllen und die Knoblauchbutter untermischen. Den knobeligen Brokkoli nun für 25 Minuten im Ofen rösten, dabei einmal durchrühren.

In einem großen Topf die Baconwürfel im Olivenöl kurz anbraten und dann aus dem Topf nehmen. Anschließend den gerösteten Brokkoli aus dem Backofen in den Topf ins Baconfett geben. Mit der Gemüsebrühe ablöschen und den Brokkoli für 5 Minuten kochen lassen.

Nun die Sahne und die frisch geriebene Muskatnuss unterrühren. Alles gemeinsam mit dem Pürierstab zerkleinern. Nun den Cheddar in der heißen Suppe schmelzen lassen und danach die Suppe mit dem Johannisbrotkernmehl abbinden.

Das klappt sehr gut, wenn man dieses durch ein kleines Küchensieb mit einem Schneebesen einrührt. Zum Schluss die Baconwürfel zurück in die Suppe geben und bei Bedarf noch mit Salz und Pfeffer würzen.

Nährwerte pro Portion:
Kilokalorien: 666, Fett: 59,2 g, Kohlenhydrate: 8,9 g, Eiweiß: 21,5 g

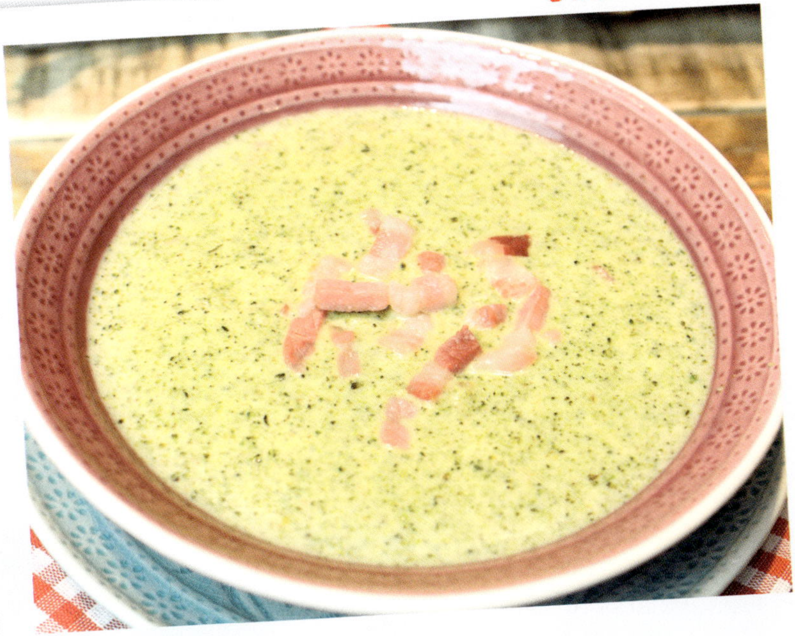

Rucola-Sahnesuppe mit Eierstich

2 Portionen

Für den Eierstich:
3 Eier, Größe M
30 g Butter, geschmolzen, lauwarm
Salz und Pfeffer

Für die Rucola-Sahnesuppe:
500 ml Gemüsebrühe
100 g Rucola
250 ml Sahne (die Suppe schmeckt auch mit Kokosmilch sehr fein)
½ TL Johannisbrotkernmehl
Salz und Pfeffer

Für den Eierstich die Eier mit der Butter verquirlen und diese Mischung mit Salz und Pfeffer würzen. In eine Gefriertüte kippen und mit einem Clip fest verschließen. Einen Topf halb mit Wasser füllen und dieses zum Kochen bringen. Dann Hitze wegnehmen, bis das Wasser nicht mehr kocht. Jetzt die Tüte mit dem Ei ins heiße Wasser geben und so für 30 Minuten stocken lassen.

Während der Eierstich im heißen Wasser stockt, einen weiteren Topf mit der Gemüsebrühe erhitzen. Den Rucola hineingeben und die Suppe für 2–3 Minuten köcheln lassen. Nun Gemüsebrühe mit Rucola pürieren, dann die Sahne zufügen und die Suppe mit dem Johannisbrotkernmehl abbinden.

Wenn der Eierstich fertig ist, diesen aus der Gefriertüte nehmen und in kleine Würfel schneiden. Den Eierstich in die heiße Rucola-Sahnesuppe geben und nach dem finalen Abschmecken mit Salz und Pfeffer genießen.

Falls keine Gefriertüte mit Clip zur Hand ist, können auch 2 mit Alufolie verschlossene Tassen mit der Eiermasse ins Wasser gestellt werden.

Nährwerte pro Portion:
Kilokalorien: 615, Fett: 58,1 g, Kohlenhydrate: 7,9 g, Eiweiß: 14,5 g

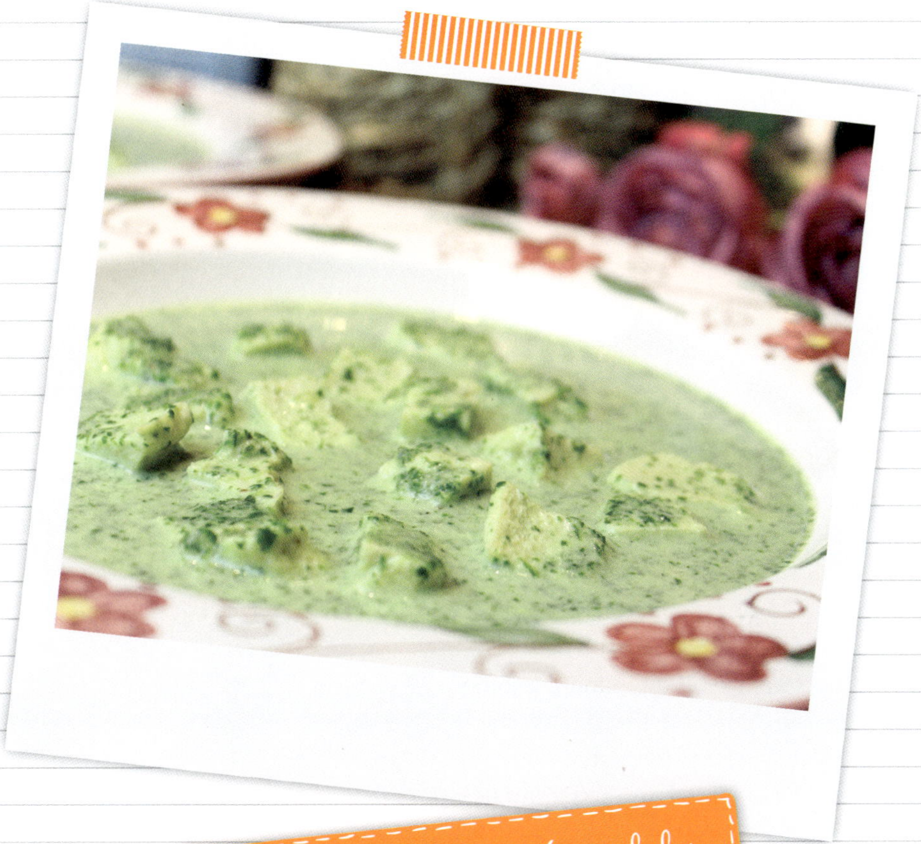

Rucola gibt Geschmack, und der Eierstich macht satt...

Champignon-Schwarzwurzel-Suppe

3 Portionen

50 ml Olivenöl, nativ extra
500 g Champignons, in Stücke gehackt
400 g Schwarzwurzel, geschält, in Stücke geschnitten
850 ml Gemüsebrühe
100 ml Weißwein, trocken
200 ml Sahne
100 g Cheddar, herzhaft, gerieben
30 g Schnittlauch, in Ringe geschnitten
30 g Walnüsse, gehackt, zum Bestreuen
Salz und Pfeffer

Handschuhe beim Schälen der Schwarzwurzel nicht vergessen …

In einem größeren Topf das Olivenöl moderat erhitzen. Die gehackten Champignons für 2–3 Minuten anbraten und gleich darauf noch die Schwarzwurzelstücke hinzufügen. Mit der Gemüsebrühe und dem Weißwein ablöschen. Für 20 Minuten kochen lassen. Anschließend mit dem Pürierstab zerkleinern.

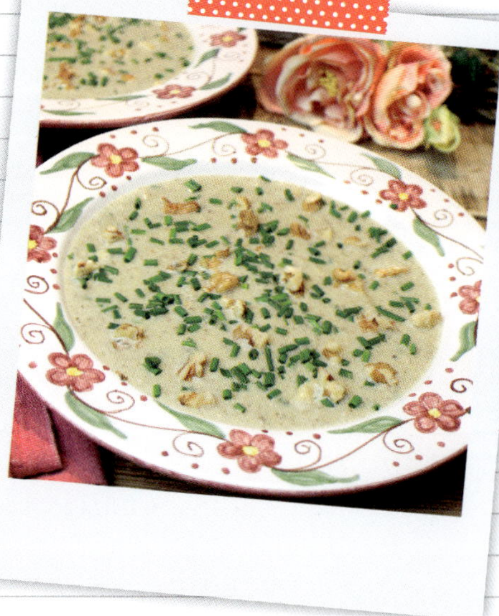

Nun die Sahne und den Cheddar in die Suppe geben. Wenn der Käse geschmolzen ist, mit Salz und Pfeffer abschmecken. Zum Schluss den Schnittlauch in die Suppe geben und den Teller mit den gehackten Walnüssen bestreuen.

Nährwerte pro Portion:
Kilokalorien: 670, Fett: 53,9 g, Kohlenhydrate: 8,3 g, Eiweiß: 18,7 g

Hühner-Konjaknudelsuppe

3 Portionen

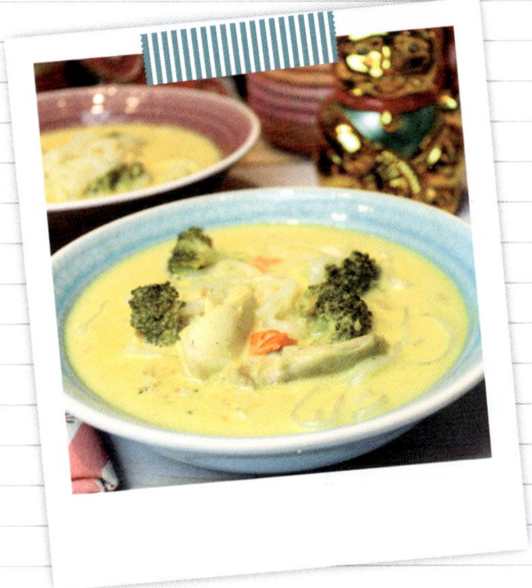

750 ml Gemüsebrühe
400 g Pollo Fino (Hähnchenoberkeule, mit Haut, ohne Knochen)
400 g Brokkoliröschen
250 g Kirschtomaten, halbiert
200 ml Sahne
200 ml Kokosmilch
2 TL Curry
1 TL Johannisbrotkernmehl
200 g Konjaknudeln, ausgiebig mit Wasser abgespült, abgetropft
Salz und Pfeffer

Die Gemüsebrühe erhitzen und das Hähnchenfleisch darin für 25 Minuten köcheln. Anschließend aus der Brühe nehmen und klein schneiden.

Die Brokkoliröschen und die Kirschtomaten in die Suppe geben und diese für 7–8 Minuten köcheln lassen. Dann Sahne, Kokosmilch und Currypulver unterrühren. Die Suppe mit dem Johannisbrotkernmehl abbinden. Dazu das Johannisbrotkernmehl über ein Teesieb mit dem Schneebesen einrühren. Die kleingeschnittenen Hähnchenstücke und die Konjaknudeln in die Suppe geben und warm ziehen lassen. Zum Schluss noch mit Salz und Pfeffer abschmecken.

Nährwerte pro Portion:
Kilokalorien: 672, Fett: 55,4 g, Kohlenhydrate: 9,3 g, Eiweiß: 30,5 g

Es geht nichts über ein gutes Hühnersüppchen…

Hackfleischsuppe mit Senf-Sauerkraut

3 Portionen

50 g rote Zwiebel, gehackt
25 ml Olivenöl, nativ extra
300 g Hackfleisch, gemischt
50 g Tomatenmark, einfach konzentriert
400 g Sauerkraut
500 ml Gemüsebrühe
250 ml Sahne
50 g Senf, mittelscharf
½ TL Johannisbrotkernmehl
Salz und Pfeffer

Das Olivenöl in einem größeren Topf erhitzen und die Zwiebelwürfel darin glasig dünsten. Dann das Hackfleisch krümelig anbraten. Das dauert 4–5 Minuten. Gegen Ende noch das Tomatenmark und das Sauerkraut hinzufügen und für eine Minute mitbraten. Mit der Gemüsebrühe ablöschen und die Sahne hinzufügen. Für 5–6 Minuten kochen lassen.

Nun den Senf unterrühren und die Suppe anschließend mit dem Johannisbrotkernmehl abbinden. Das Johannisbrotkernmehl dazu über ein kleines Küchensieb mithilfe eines Schneebesens einrühren. Mit Salz und Pfeffer abschmecken.

Beim Senf aufpassen und eine Sorte nehmen, bei der kein Zucker zugesetzt ist.

Nährwerte pro Portion:
Kilokalorien: 610, Fett: 52,6 g, Kohlenhydrate: 8,6 g, Eiweiß: 23,8 g

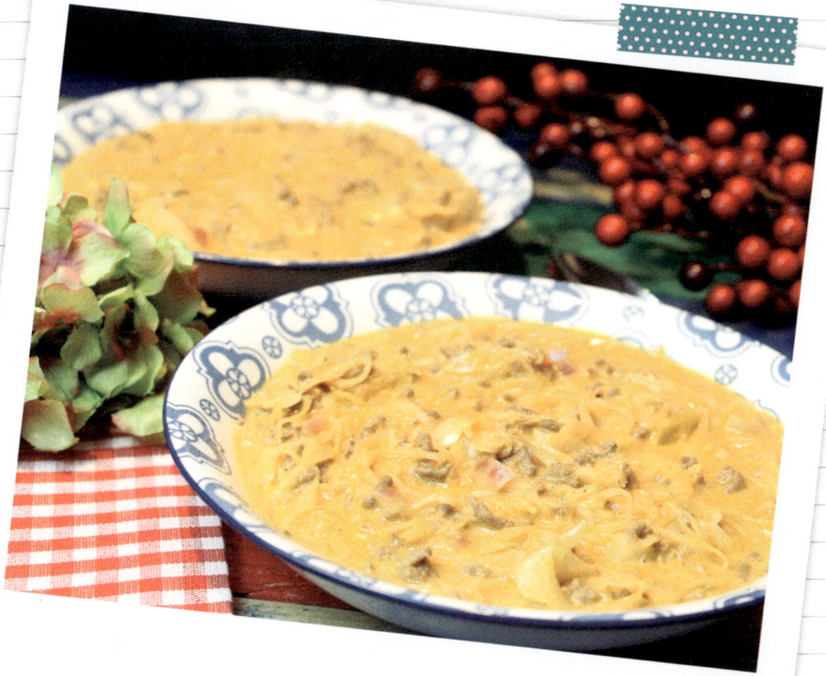

Schmeckt nach Nachschlag …

Fleisch und Fisch meet Gemüse und Fett

Weniger Kohlenhydrate gleich mehr Fleisch und Fisch? Nein, und bei der ketogenen Ernährung gilt das wegen der moderaten Eiweißzufuhr sogar doppelt. Greifen Sie gern zu fettem Fleisch und leckerem Lachs von guter Bio-Qualität, aber dafür immer nur in überschaubarer Menge. So kommt am Ende weit weniger Tier auf den Teller, als das bei der üblichen Durchschnittsernährung der Fall ist. Manchmal sind die Dinge eben anders, als es scheint.

Bauernfrühstück

Deftige Keto-Küche ...

2 Portionen

500 g Rettich, geschält, wie Bratkartoffel geschnitten
30 g Kokosöl
125 g Bacon, gewürfelt
3 Eier, Größe M
50 g Frischkäse
1 TL Senf, mittelscharf
30 g Gewürzgurke, fein gewürfelt
30 g geröstete und gesalzene Macadamias, gehackt
Salz und Pfeffer

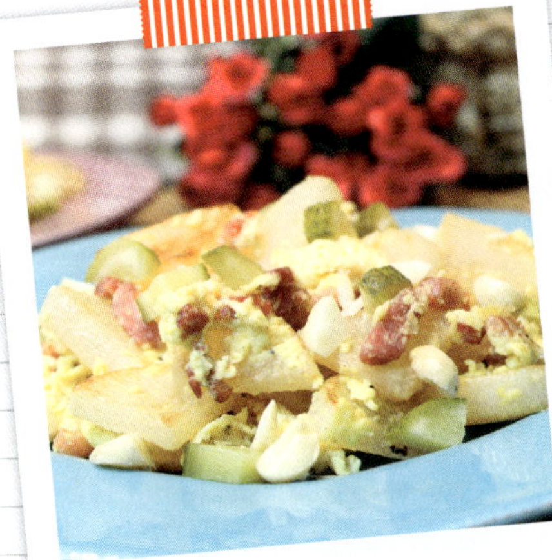

Den geschnittenen Rettich in etwas Wasser bissfest garen. Je nach Würfelgröße 5–10 Minuten.

Eine große hohe Pfanne mit dem Kokosöl erhitzen und die Baconwürfel für 2 Minuten anbraten. Dann den Bacon aus der Pfanne nehmen und die Rettichwürfel in der heißen Pfanne braten. Die dürfen gern etwas Farbe bekommen. In der Zwischenzeit die Eier, den Frischkäse und den Senf miteinander vermixen und die Mischung kräftig mit Salz und Pfeffer würzen. Wenn die Rettichwürfel so weit sind, die Baconwürfel zurück in die Pfanne geben und die Eiermischung hinzugießen. Unter Rühren stocken lassen.

Jetzt nur noch auf dem Teller anrichten und mit den Gewürzgurkenwürfeln und den gehackten Macadamias bestreuen.

Nährwerte pro Portion:
Kilokalorien: 659, Fett: 56,8 g, Kohlenhydrate: 10,0 g, Eiweiß: 27,1 g

Zucchininudeln (Zudeln) mit gebratenem Lardo und grüner Basilikum-Hollandaise

2 Portionen

Sehr fein und aromatisch …

Für die Basilikum-Hollandaise:
60 g Butter
1 Eigelb, Größe M
5 ml Balsamico-Essig, hell
10 g Basilikumblätter, frisch, grob gehackt
10 g Frischkäse

Für den Rest:
15 g Butter
600 g Zucchini, in Spaghetti geschnitten
50 g Lardo (italienischer Speck), in Scheiben geschnitten

Die Zutaten für die Basilikum-Hollandaise auf Zimmertemperatur bringen. Ich nehme dazu alle Zutaten schon 2 Stunden früher aus dem Kühlschrank. Die Butter bei milder Temperatur schmelzen lassen. (Achtung, sie darf nicht zu heiß werden, sonst gerinnt später das Ei.) Das Eigelb, den Balsamico-Essig und etwas Salz in einen hohen Behälter geben und pürieren. Die lauwarme, flüssige Butter in die Eigelbmischung laufen lassen und dabei immer schön den Pürierstab laufen lassen.

Anschließend noch das Basilikum zufügen und noch mal pürieren. Mit Salz und Pfeffer abschmecken. Zum Schluss noch den Frischkäse unterrühren und bei Bedarf die Hollandaise wieder ganz vorsichtig verzehrfertig erwärmen. Sollte sich die Hollandaise beim Aufwärmen trennen, einfach erneut pürieren, und schon ist sie wieder wunderbar cremig.

In einem Topf die Butter für den Rest schmelzen lassen und darin die Zucchininudeln für 3–5 Minuten bissfest braten. Währenddessen eine kleine Pfanne erhitzen und darin die Schreiben vom Lardo anbraten. Das dauert nur 1 Minute. Die Zucchinispaghetti mit der Basilikum-Hollandaise und dem Lardo anrichten. Das Bratfett aus der Pfanne vom Lardo über das Gericht träufeln.

Nährwerte pro Portion:
Kilokalorien: 590, Fett: 58,7 g, Kohlenhydrate: 7,8 g, Eiweiß: 7,5 g

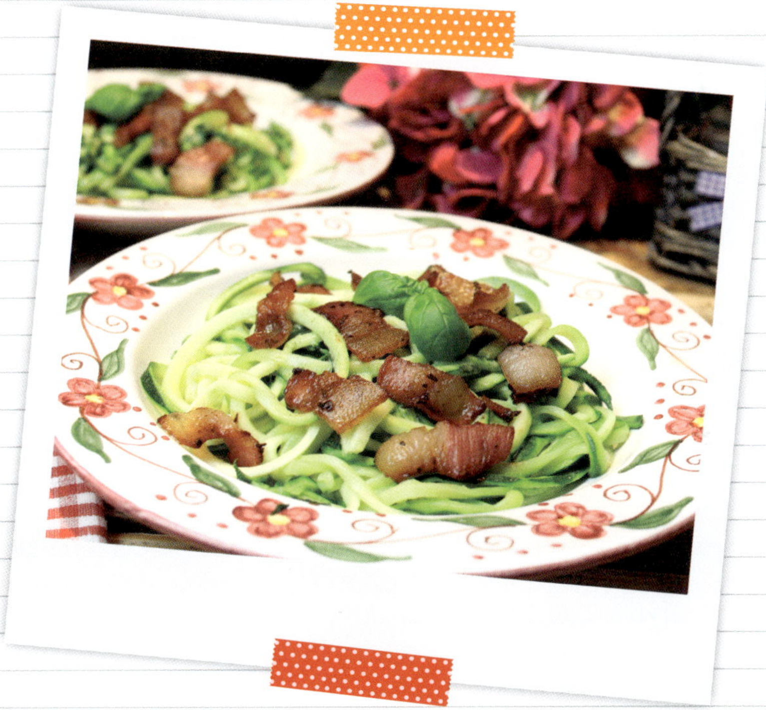

Bodenlose Quiche mit Brokkoli und Chorizo

2 Portionen

Das ist ja eine bodenlose Schmauserei …

400 g Brokkoli, in Röschen geschnitten
50 g Butter, geschmolzen
75 g Chorizo, in Würfel geschnitten
75 g Frischkäse
2 Eier, Größe M
½ TL Paprika, rosenscharf
30 g Manchego-Käse, gerieben
Salz und Pfeffer

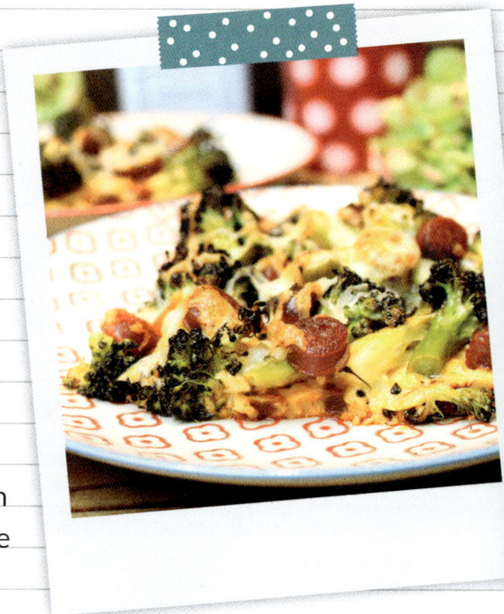

Den Backofen auf 175 °C Umluft vorheizen.

Die Brokkoliröschen mit der Butter in einer Ofenform mischen und so für 20 Minuten in den Ofen stellen. In den letzten 5 Minuten noch zusätzlich die Chorizowürfel zum Brokkoli geben.

In der Zwischenzeit den Frischkäse mit den Eiern und dem Paprikapulver pürieren und die Eiercreme mit Salz und Pfeffer würzen.

Eine Quicheform mit Backpapier auslegen oder einfach eine kleinere Auflaufform nehmen und den Brokkoli mit Chorizo einfüllen. Dann mit der Eiermischung übergießen und mit dem Manchego-Käse bestreuen. Komplett für 15 Minuten in den Ofen stellen und genießen.

Nährwerte pro Portion:
Kilokalorien: 639, Fett: 53,4 g, Kohlenhydrate: 8,7 g, Eiweiß: 28,0 g

Blutwurstspitzkohl

2 Portionen

Blutwurst schmeckt warm so richtig gut …

25 g Kokosöl
400 g Spitzkohl, in Streifen geschnitten
100 g grüne Paprika, in Würfel geschnitten
150 g Blutwurst, in Würfel geschnitten
3 Eier, Größe L, verquirlt, mit Salz und Pfeffer gewürzt
25 g Walnüsse, gehackt
Salz und Pfeffer

Das Kokosöl in einer größeren Pfanne mit hohem Rand erhitzen. Darin den Spitzkohl und die Paprikawürfel für 4–5 Minuten braten. Dann die Blutwurst zufügen und ebenfalls kurz mitbraten, bis die Blutwurst geschmolzen ist. Danach das Ei in die Pfanne gießen und unter Rühren stocken lassen. Zum Schluss noch die gehackten Walnüsse zufügen und alles mit Salz und Pfeffer abschmecken.

Nährwerte pro Portion:
Kilokalorien: 650, Fett: 54,6 g, Kohlenhydrate: 9,0 g, Eiweiß: 29,1 g

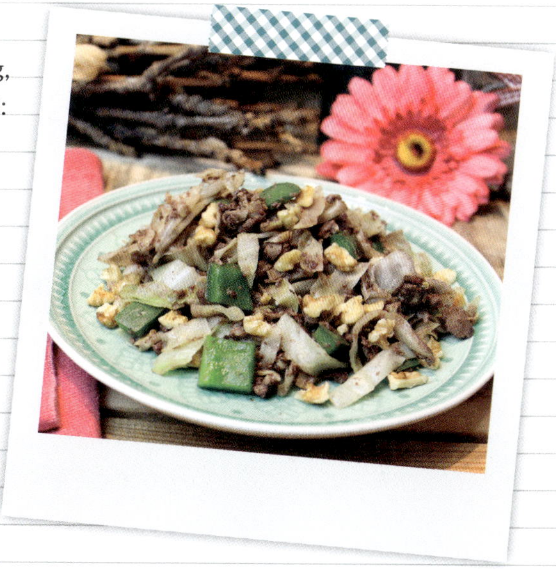

Auberginenlasagne Bologna

4 Portionen

Für die Lasagneplatten:
900 g Auberginen, in 0,5 cm dicke Scheiben geschnitten
90 ml Olivenöl, nativ extra

Da kommt italienische Freude auf ...

Zwischendrin und obendrauf:
15 ml Olivenöl nativ extra
150 g italienische Salami, in Würfel geschnitten
150 g italienische Mortadella, in Würfel geschnitten
200 g Champignons, gehackt
1 TL Oregano, getrocknet
300 g Kirschtomaten, geviertelt
50 g Mandelmus
75 g Taleggio-Käse, in kleine Stücke geschnitten (alternativ: anderer aromatischer Käse mit guten Schmelzeigenschaften und mindestens 50 % Fett)
Salz und Pfeffer

Den Backofen auf 180 °C Umluft vorheizen.

Die Auberginenscheiben mit dem Öl bestreichen und diese auf ein mit Backpapier belegtes Blech legen. Für 25 Minuten in den Ofen schieben und rösten.

In einem Topf einen Esslöffel Olivenöl moderat erhitzen und die Salamiwürfel und die Mortadella anbraten. Dann die gehackten Champignons zufügen und alles für 2–3 Minuten braten.

Danach den Oregano und die Kirschtomaten zufügen. Für 15 Minuten ohne Topfdeckel köcheln lassen. Nun das Mandelmus unterrühren und die Soße bei Bedarf noch mit Salz und Pfeffer abschmecken.

In eine Auflaufform ein klein wenig von der Soße geben. Darauf eine Lage Auberginenscheiben legen und darauf wieder von der Soße verteilen. So fortfahren, bis alle Auberginenscheiben und die Soße aufgebraucht sind.

Ganz oben soll ein Rest Soße sein. Darüber den Taleggio-Käse verteilen und die Auberginenlasagne nun noch für 20 Minuten im Ofen backen.

Nährwerte pro Portion:
Kilokalorien: 676, Fett: 57,2 g, Kohlenhydrate: 9,0 g, Eiweiß: 26,1 g

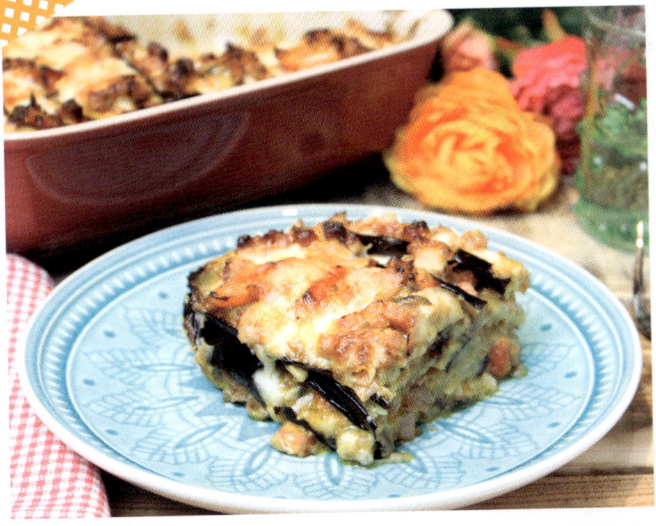

Spinat-Blumenkohltopf mit Fleischbällchen

4 Portionen

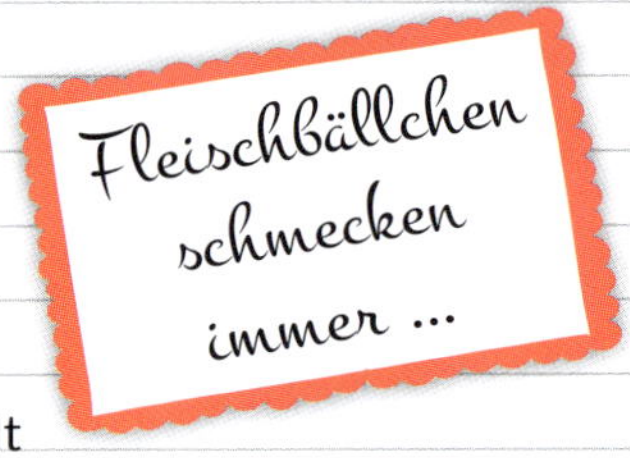

40 g Kokosöl
50 g Zwiebel, fein gehackt
50 g gelbe Currypaste
750 g Blumenkohl, grob geraspelt
500 ml Gemüsebrühe
300 ml Sahne
250 g TK-Blattspinat, aufgetaut und das Wasser ausgedrückt
300 g grobes Bratwurstbrät, in kleine Kugeln gerollt (2 cm Durchmesser)
100 g Cheddar, herzhaft, gerieben
½ TL Johannisbrotkernmehl
Salz und Pfeffer

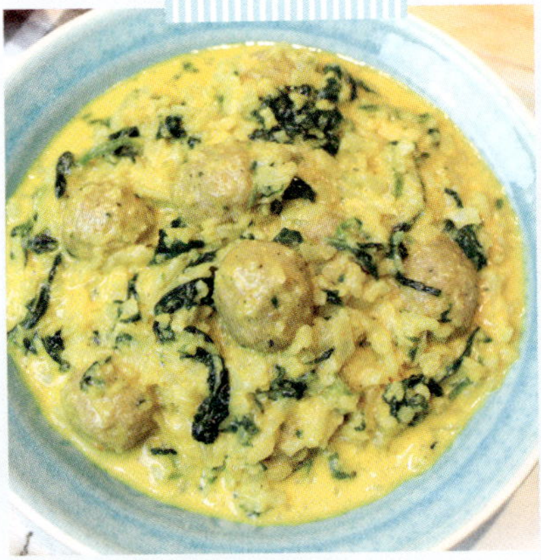

In einem großen Topf das Kokosöl erhitzen. Die Zwiebelwürfel glasig dünsten und dann die Currypaste hinzufügen. Kurz braten und anschließend den Blumenkohl zufügen. 2–3 Minuten mischen und dann mit der Gemüsebrühe ablöschen. Für 5 Minuten kochen lassen. Nun die Sahne und den Spinat unterrühren. Wieder aufkochen lassen und die Bratwurstbällchen in den Blumenkohltopf geben. Für 7-8 Minuten mit geschlossenem Deckel leicht köchelnd ziehen lassen.

Jetzt noch den geriebenen Cheddar unterrühren, der schmilzt in wenigen Minuten. Abschließend das Johannisbrotkernmehl zur Bindung mit einem Schneebesen untermischen. Final mit Salz und Pfeffer abschmecken.

Nährwerte pro Portion:
Kilokalorien: 692, Fett: 57,5 g, Kohlenhydrate: 9,0 g, Eiweiß: 28,7 g

Überbackene Mortadella-Wirsingpäckchen

3 Portionen

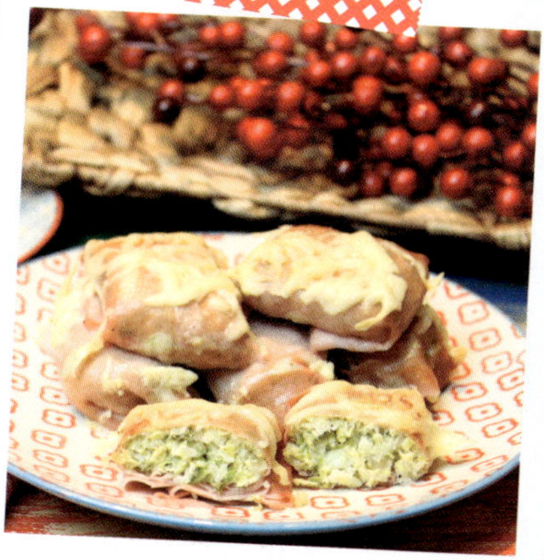

Für die Füllung:
700 g Wirsing, grob geraspelt
150 g Crème fraîche
2 Eier, Größe M
50 g Macadamias, geröstet und gesalzen, mit dem Messer gehackt
½ TL Muskatnuss, frisch gerieben
240 g italienische Mortadella, in dünne Scheiben geschnitten
50 g Gouda, mittelalt, gerieben
Salz und Pfeffer

Den Backofen auf 175 °C Umluft vorheizen.

Feine Mortadella meets rustikalen Wirsing …

Den geraspelten Wirsing in eine Ofenform geben und für 20 Minuten im Ofen rösten. Zweimal zwischendurch mischen, damit der feuchte Dampf aus dem Ofen entweichen kann. Anschließend lauwarm abkühlen lassen. Nun die Crème fraîche mit den Eiern und dem gerösteten Wirsing mischen. Die gehackten Macadamias und die geriebene Muskatnuss hinzufügen. Alles gut vermengen und mit Salz und Pfeffer abschmecken.

Von der Wirsingmasse jeweils 1–2 Esslöffel in die Mitte einer Scheibe Mortadella geben und dies dann zu einem Päckchen einschlagen. Die Mortadellapäckchen nebeneinander in eine Auflaufform legen. Mit dem Gouda bestreuen und dann für 25 Minuten im Ofen backen.

Nährwerte pro Portion:
Kilokalorien: 688, Fett: 57,5 g, Kohlenhydrate: 9,4 g, Eiweiß: 29,8 g

Scharfes Schweinchen in roter Kokos-Curry-Creme mit gebratenem Chinakohl

3 Portionen

Für das scharfe Schweinchen:
1 TL Sambal Oelek
2 TL Sojasoße, hell
1 Knoblauchzehe, gepresst
400 g Schweinebauch, ohne Knochen und Schwarte, in Streifen geschnitten

Für das gebratene Gemüse:
25 g Kokosöl
1 TL rote Currypaste
300 g Champignons, geviertelt
750 g Chinakohl, in Streifen geschnitten
150 g orange Paprika, in Würfel geschnitten
200 ml Kokosmilch
2 Kaffir-Limettenblätter
Salz und Pfeffer

Das Sambal Oelek mit der Sojasoße und der gepressten Knoblauchzehe vermischen und diese scharfe Mischung mit den Schweinebauchstreifen vermengen. Für mehrere Stunden marinieren.

In einem größeren Topf oder Wok das Kokosöl erhitzen und die Schweinebauchstreifen kross braten. Diese danach aus dem Topf nehmen. Im Bratfett die rote Currypaste kurz anschwitzen und anschließend die Champignons, den Chinakohl und die Paprikastücke in den Topf geben. Alles gemeinsam für 3–4 Minuten braten und nun die Kokosmilch und die Kaffir-Limettenblätter hinzufügen.

Für 7–8 Minuten köcheln lassen und dann die Kaffir-Limettenblätter entfernen. Das gebratene Schweinchen zufügen und die scharfe Pfanne mit Salz und Pfeffer abschmecken.

Nährwerte pro Portion:
Kilokalorien: 674, Fett: 57,1 g, Kohlenhydrate: 9,1 g, Eiweiß: 26,2 g

Fett schmeckt scharf am besten …

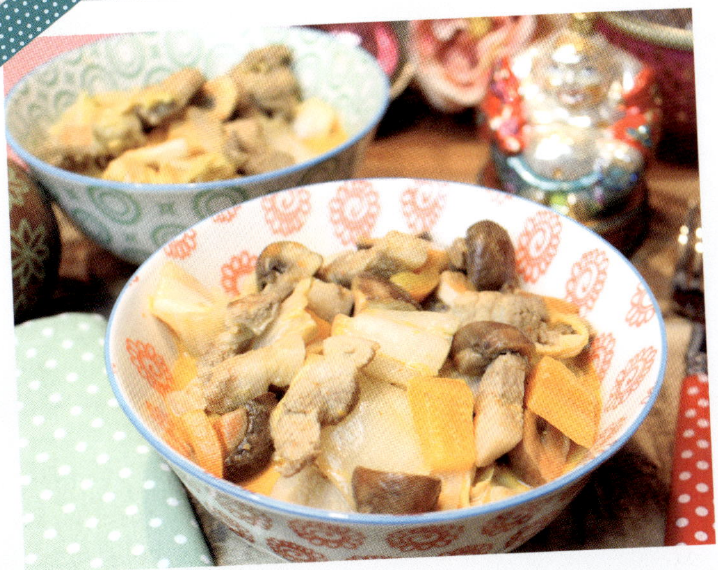

Mini-Brokkoli-Hackmuffins mit scharfem Mayo-Dip

3 Portionen, 24 Mini-Brokkoli-Hackmuffins

Für die Mini-Brokkoli-Hackmuffins:
400 g Brokkoli, grob geraspelt
50 g Zwiebel, fein gehackt
250 g Schweinemett gewürzt (alternativ grobes rohes Bratwurstbrät)
2 Eier, Größe M
30 ml Olivenöl, nativ extra
15 g Flohsamenschalen
50 g Cheddar, herzhaft, gerieben
Salz und Pfeffer

Typische Sofaküche …

Für den scharfen Mayo-Dip:
1 TL Sambal Oelek
50 ml Ketchup, zuckerfrei
100 g Griechischer Joghurt, 10 % Fett
75 g Mayonnaise (Rezept Seite 101)
Salz und Pfeffer

Den Backofen auf 175 °C Umluft vorheizen.

Den geraspelten Brokkoli und die Zwiebelwürfel auf einem Backblech mit Backpapier verteilen und so für 20 Minuten im Ofen rösten. Zwischendurch einmal durchmischen.

Anschließend das Gemüse leicht abkühlen lassen und in eine Rührschüssel füllen. Das Schweinemett mit den Fingern zerrupfen und zum Gemüse geben. Anschließend die restlichen Zutaten zufügen und alles gemeinsam zu einem Teig verarbeiten.

Den Brokkoli-Fleischteig dann in Portionen von je einem gehäuften Teelöffel in die kleinen Muffinförmchen geben und 25 Minuten backen.

Ich verwende dafür eine Silikon-Muffinform mit genau 24 Stück. Bei anderen Formen kann es notwendig sein, diese zu fetten.

Für den scharfen Dip einfach nur die Zutaten verrühren. Die Mini-Muffins mit dem Dip anrichten und genießen.

Nährwerte pro Portion:
Kilokalorien: 696, Fett: 56,6 g, Kohlenhydrate: 8,9 g, Eiweiß: 31,6 g

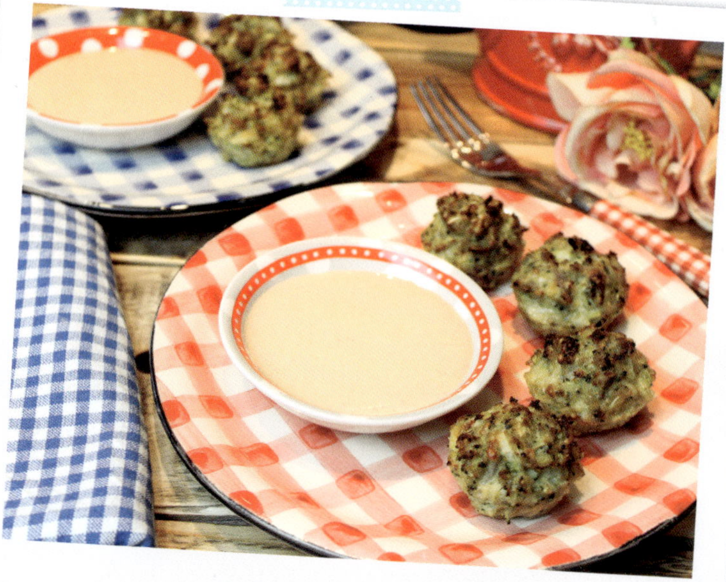

Hackfleischpizza

3 Portionen

Nicht Napoli, aber lecker ...

Für den Fleischboden:
300 g Hackfleisch, Schwein und Rind gemischt
1 Ei, Größe M
50 g Zwiebel, fein gehackt
3 g Oregano, getrocknet
10 g Flohsamenschalen
Salz und Pfeffer

Für den Belag:
250 g Aubergine, in Würfel geschnitten
50 ml Olivenöl, nativ extra
60 g Lardo (italienischer Speck), in dünne Streifen geschnitten
150 g Kirschtomaten, in Scheiben geschnitten
100 g grüne Paprika, in Streifen geschnitten
75 g geriebener fetter Käse, nach Wunsch
Salz und Pfeffer

Den Backofen auf 180 °C Umluft vorheizen.

Die Auberginenwürfel mit dem Olivenöl mischen und diese in einer Auflaufform für 25 Minuten im Ofen rösten. Nach dem Rausholen mit Salz und Pfeffer würzen.

Die Zutaten für den Fleischteig mischen und mit Salz und Pfeffer würzen. Ein Blech mit Backpapier belegen und den Fleischteig als Pizzaboden auf dem Blech verteilen. Für 15 Minuten vorbacken.

Dann die Tomatenscheiben, die grünen Paprikastreifen, den Lardo und die gerösteten Auberginenwürfel auf dem Hackboden verteilen und den Käse darüberstreuen. Für weitere 20 Minuten in den Backofen schieben.

Nährwerte pro Portion:

Kilokalorien: 688, Fett: 60,5 g, Kohlenhydrate: 6,3 g, Eiweiß: 29,0 g

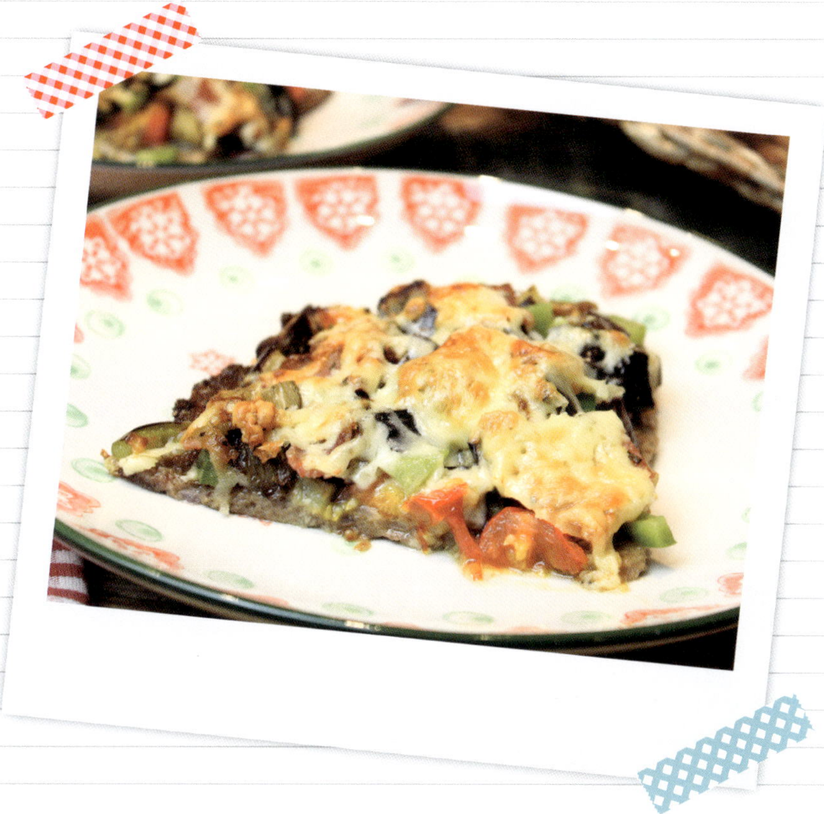

Sellerie-Spinat-Püree mit Lachs und Mandelknusper

2 Portionen

Selleriepüree muss man mögen …

Für den Mandelknusper:
30 g Mandelblättchen
1 TL Erythrit
¼ TL Paprikapulver, scharf
¼ TL Curry
Salz und Pfeffer

Für das Sellerie-Spinat-Püree:
400 g Knollensellerie, in kleine Stücke geschnitten
100 g TK-Spinat, jung, gehackt
50 g Mandelmus
30 g Kokosöl
Salz und Pfeffer

Und noch der Lachs:
10 g Kokosöl
250 g Wildlachs, in 4 Stücke zerteilt, mit Salz und Pfeffer gewürzt

Eine Pfanne ohne Fett erhitzen und die Mandelblättchen rösten. Dann das Erythrit und die Gewürze wie auch Salz und Pfeffer untermischen. Abkühlen lassen und dabei immer wieder durchrühren, sonst kleben die Mandelblättchen aneinander.

Die Selleriestücke in etwas Wasser für 15 Minuten weichkochen. In einem Sieb abgießen und die Selleriestücke pürieren. Dann den gefrorenen Spinat in der Selleriemasse auftauen lassen und alles gemeinsam erhitzen. Das Mandelmus und das Kokosöl untermischen und das Püree mit Salz und Pfeffer abschmecken.

Eine Pfanne mit Kokosöl erhitzen und den Lachs je nach Dicke 6–8 Minuten braten. Anschließend das Sellerie-Spinat-Püree mit dem Lachs anrichten und mit den Mandelblättchen bestreuen.

Nährwerte pro Portion:
Kilokalorien: 668, Fett: 57,9 g, Kohlenhydrate: 7,2 g, Eiweiß: 36,4 g

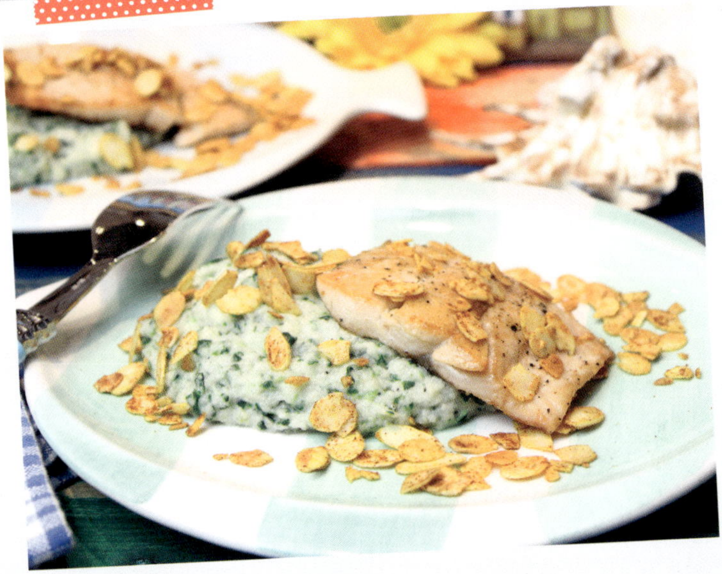

Blumisotto mit Bacon und Lachs

3 Portionen

Alles drin, was lecker ist …

25 g Kokosöl
25 ml Olivenöl, nativ extra
125 g Bacon, gewürfelt
650 g Blumenkohl, grob geraspelt
150 g Lauch, in Ringe geschnitten
100 ml Sahne
75 g Mandelmus
100 g geräucherter Lachs, in Streifen geschnitten
1 EL Dill, frisch oder TK
Salz und Pfeffer

Das Kokosöl mit dem Olivenöl in einem Topf erhitzen und die Baconwürfel kurz anbraten. Danach die Blumenkohlraspel und die Lauchringe untermischen und alles zusammen für 7–8 Minuten braten. Nun die Sahne und das Mandelmus untermischen, bis das Mandelmus gut verteilt ist. Jetzt den geräucherten Lachs zufügen und kurz ziehen lassen. Zum Schluss noch den Dill unterrühren und das Blumisotto mit Salz und Pfeffer abschmecken.

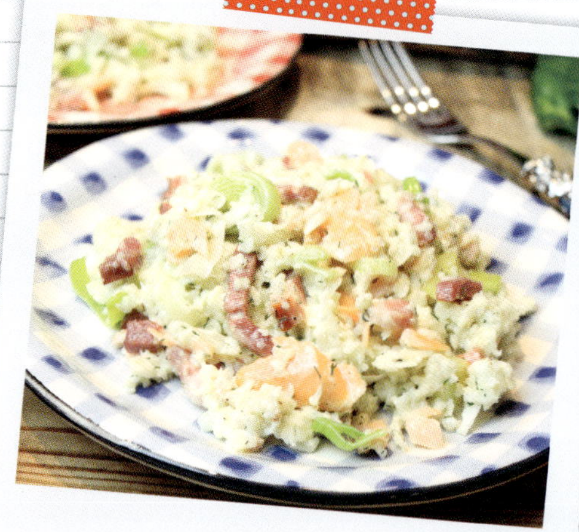

Nährwerte pro Portion:
Kilokalorien: 674, Fett: 56,5 g, Kohlenhydrate: 9,4 g, Eiweiß: 26,7 g

Überbackener Schlemmerlachs mit Butter-Kohlrabi

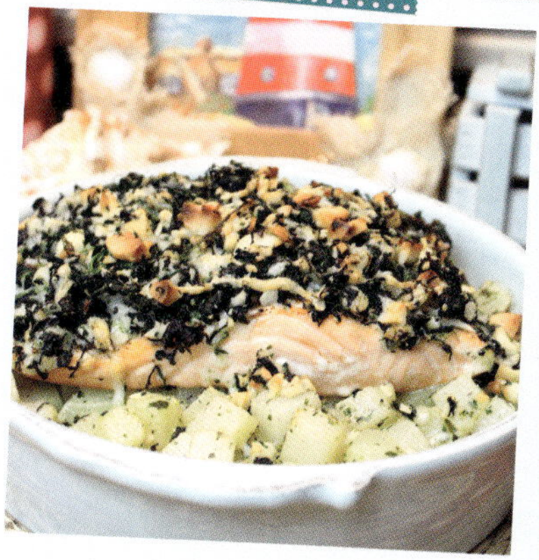

2 Portionen

Für den Butter-Kohlrabi:
400 g Kohlrabi, in 1 cm große Stücke geschnitten
30 g Butter
1 EL gemischte Kräuter, frisch oder TK
Salz und Pfeffer

Für den Schlemmerlachs:
15 g Kokosöl
2 dicke Lachsfilets, à 125 g, mit Salz und Pfeffer gewürzt
100 g TK-Blattspinat, aufgetaut, ausgedrückt, gehackt (Ausgangsgewicht 150 g)
30 g Macadamianüsse, gesalzen, geröstet, grob gehackt
30 g Manchego-Käse, grob gerieben

Alles Gute kommt aus dem Ofen …

Den Backofen auf 175 °C Umluft vorheizen.

Die Kohlrabiwürfel in etwas Wasser für 7–8 Minuten vorkochen. In einem Küchensieb abgießen und dann zurück in den Topf geben. Die Butter hinzufügen, mit Salz und Pfeffer abschmecken und die Kräuter unterheben. Die gekräuterten, buttrigen Kohlrabiwürfel in eine kleine Auflaufform füllen.

Die Lachsfilets in einer Pfanne für 1–2 Minuten von jeder Seite im Kokosöl anbraten. Dann den Fisch auf die Kohlrabiwürfel legen. Spinat, gehackte Macadamias und den geriebenen Manchego-Käse vermengen. Die Mischung über dem Lachs verteilen und die Auflaufform für 15 Minuten in den Ofen stellen.

Nährwerte pro Portion:
Kilokalorien: 674, Fett: 53,2 g, Kohlenhydrate: 8,6 g, Eiweiß: 34,8 g

Spinat-Lachslasagne

3 Portionen

Für die Mozzarella-Lasagneplatten:
125 g Mozzarella, vollfett, in kleine Stücke geschnitten
3 Eier, Größe M
25 ml Olivenöl, nativ extra
15 g Flohsamenschalen
Salz und Pfeffer

Blubb ist total Keto ...

Für den Rahmspinat:
600 g gehackter TK-Spinat
40 g Kokosöl
100 g Frischkäse
5 g Gemüsebrühe, als Pulver
Muskatnuss, frisch gerieben
150 g geräucherter Lachs
50 g Macadamias, geröstet und gesalzen, gehackt

Den Backofen auf 175 °C Umluft vorheizen.

Die Mozzarellawürfel mit den Eiern und dem Olivenöl gemeinsam pürieren. Salz und Pfeffer und die Flohsamenschalen unterrühren. Auf ein mit Backpapier belegtes Blech geben und über die ganze Fläche dünn ausstreichen. Ich nutze dazu immer einen Kuchenheber. Für 6–8 Minuten backen. Nach der Backzeit aus dem Ofen nehmen und den Nudelfladen mit Backpapier gedreht auf ein zweites Backpapier legen und das obere Papier abziehen. Dann in 4 Teile zu Lasagneplatten schneiden.

In einem kleineren Topf den Spinat erhitzen und das Kokosöl und den Frischkäse einrühren. Mit dem Gemüsebrühepulver und der Muskatnuss würzen.

In einer Auflaufform ganz wenig von der Spinatmischung auf den Boden geben. Darauf die erste Lasagneplatte legen. Diese mit Spinat bedecken und ⅓ des geräucherten Lachses auf den Spinat legen.

Dann wieder eine Lasagneplatte, Spinat und Lachs usw. Die Lasagne schließt mit einer «Nudelplatte» und Spinat ab, worüber dann noch die gehackten Macadamias verteilt werden. Für 20 Minuten im Ofen backen.

Nährwerte pro Portion:
Kilokalorien: 719, Fett: 62,2 g, Kohlenhydrate: 5,1 g, Eiweiß: 33,6 g

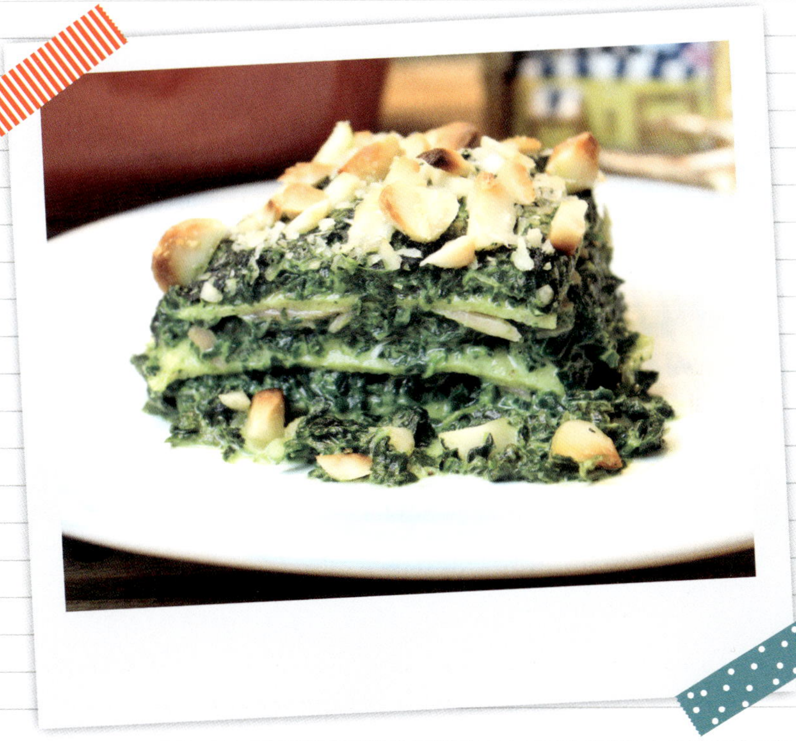

Veggie füllt sich der Keto-Teller

Fleischlos lebt es sich Keto sehr gut. Stehen doch Eier, fetter Käse und Nüsse als Eiweißlieferanten parat. Dazu ist auch nicht zu vernachlässigen, dass Gemüse und Pilze ebenfalls mit ordentlich Eiweiß ins Essen kommen. Da punkten zum Beispiel die guten Champignons auf 100 Gramm mit 2,7 Gramm Eiweiß bei nur 0,5 Gramm Kohlenhydraten. Mehr Champignons braucht die Keto-Welt, und die leckeren Rezepte dazu und mehr werden hier gleich auf den Teller gezaubert.

Gorgonzola-Blumisotto

3 Portionen

Natürlich mit Champignons ...

50 ml Olivenöl, nativ extra
500 g Blumenkohl, grob geraspelt
250 g Champignons, geviertelt
150 g Kirschtomaten, halbiert
100 g Frischkäse
150 g Gorgonzola mild, in Stücke zerkleinert
75 g Walnüsse, gehackt
Salz und Pfeffer

In einem größeren Topf das Olivenöl auf mittlere Hitze erwärmen und die Blumenkohlraspel für 3–4 Minuten braten. Anschließend die Champignons und die Kirschtomaten zufügen und alles zusammen für 7–8 Minuten braten. Nun den Frischkäse und den Gorgonzola untermischen und schmelzen lassen. Die würzige Mischung mit Salz und Pfeffer abschmecken.

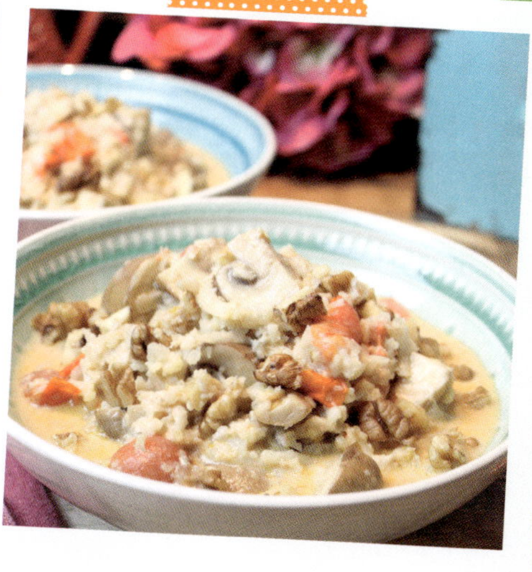

Zum Schluss noch die gehackten Walnüsse untermischen und einen Teil zum Bestreuen auf dem Teller zurückbehalten.

Nährwerte pro Portion:
Kilokalorien: 658, Fett: 55,4 g,
Kohlenhydrate: 9,4 g, Eiweiß: 23,1 g

Überbackene gekräuterte Knoblauchauberginen

Ein wenig Stinki darf sein ...

2 Portionen

600 g Auberginen, längs halbiert, dann längs eingeschnitten und aufgeklappt
40 ml Olivenöl nativ extra
40 g Butter
1 Knoblauchzehen, gepresst
2 EL 8-Kräuter-Mischung, frisch oder TK
40 g Macadamia geröstet, gesalzen und gehackt
80 g Manchego-Käse, grob gerieben
Salz und Pfeffer

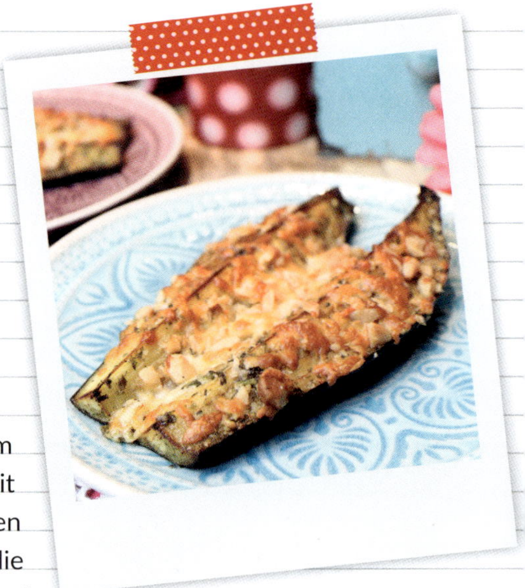

Den Backofen auf 180 °C Umluft vorheizen.

Die Auberginen in eine Auflaufform oder auf ein Backblech legen und mit dem Olivenöl beträufeln. Für 20 Minuten im Ofen backen. In der Zwischenzeit die Butter schmelzen und den Knoblauch und die Kräuter untermischen. Mit Salz und Pfeffer würzen. Nach der Backzeit die Auberginen aus dem Ofen nehmen und die Knoblauch-Kräuterbutter über den Auberginen verteilen. Nun noch die gehackten Macadamias und den Manchego-Käse über den Auberginen verteilen und für weitere 15 Minuten zurück in den Ofen damit.

Nährwerte pro Portion:
Kilokalorien: 665, Fett: 60,5 g, Kohlenhydrate: 9,5 g, Eiweiß: 16,2 g

Schlemmerchicorée

Ein herrlicher Schmaus in der dunklen Jahreszeit …

2 Portionen

40 g Kokosöl
400 g Chicorée, einmal längs halbiert
200 ml passierte Tomaten
75 g Mandelmus
1 TL rote Currypaste
100 g Manchego-Käse, grob gerieben
Salz und Pfeffer

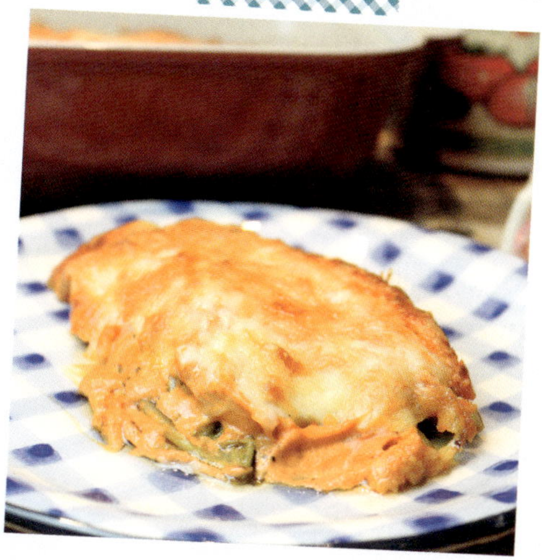

Den Backofen auf 180 °C Umluft vorheizen.

Eine Pfanne mit dem Kokosöl erhitzen und den halbierten Chicorée mit der Schnittfläche zuerst anbraten. 2–3 Minuten in der Pfanne liegen lassen, dann drehen und noch mal 2–3 Minuten braten. Den gebratenen Chicorée nun in eine Auflaufform legen. Das Bratfett aus der Pfanne über dem Gemüse verteilen. Die passierten Tomaten, das Mandelmus und die rote Currypaste gemeinsam pürieren. Mit Salz und Pfeffer würzen. Die würzige Tomatensoße über dem Chicorée verteilen und dann noch schön dick mit dem Manchego-Käse bestreuen. Für 20 Minuten in den Ofen stellen.

Nährwerte pro Portion:
Kilokalorien: 687, Fett: 60,2 g, Kohlenhydrate: 9,8 g, Eiweiß: 23,3 g

Kokos-Erdnuss-Brokkoli-Pilzpfanne

2 Portionen

40 g Kokosöl
1 TL rote Currypaste
300 g Brokkoli, in Röschen zerteilt
300 g Champignons, geviertelt
250 ml Kokosmilch
40 g Erdnussmus
Salz und Pfeffer

Mal einen Tag keinen Käse ist auch prima …

Einen Topf mit dem Kokosöl erhitzen und die Currypaste für 1–2 Minuten anschwitzen. Brokkoli und Champignons zufügen. Die Kokosmilch untermischen und alles für 7–8 Minuten leicht köcheln lassen. Dann das Erdnussmuss unterrühren und die Pfanne mit Salz und Pfeffer abschmecken.

Nährwerte pro Portion:
Kilokalorien: 608, Fett: 54,6 g,
Kohlenhydrate: 10,0 g,
Eiweiß: 17,8 g

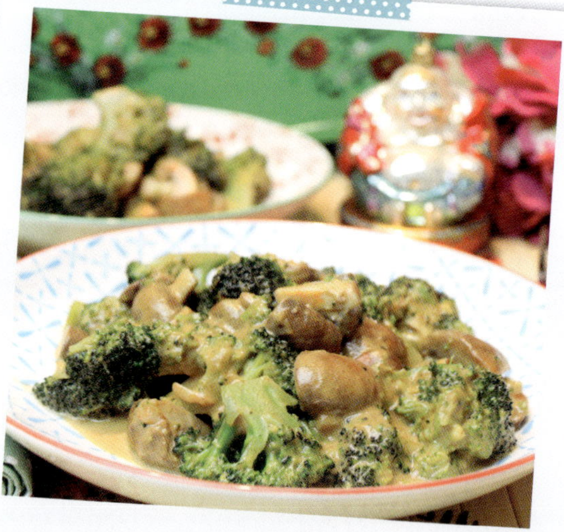

Blumenkohl-Brokkoli-Auflauf mit Camembert

3 Portionen

400 g Brokkoliröschen
500 g Blumenkohlröschen
3 Eier, Größe M
50 ml Olivenöl, nativ extra
100 g Frischkäse
½ TL Muskatnuss, frisch gerieben
200 g Rahm-Camembert, mit mindestens 60 % Fett i. Tr.
Salz und Pfeffer

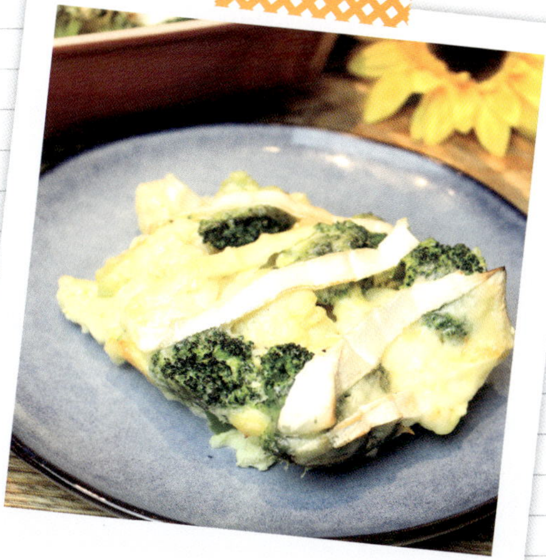

Den Backofen auf 175 °C Umluft vorheizen.

Die Blumenkohl- und Brokkoliröschen für 7–8 Minuten in etwas Wasser vorkochen. Abgießen und dann in eine Auflaufform füllen.

Die Eier, das Olivenöl und den Frischkäse gemeinsam pürieren. Mit Muskatnuss, Salz und Pfeffer würzen. Die Mischung über dem Gemüse verteilen.

Mit dem Camembert belegen und dann für 20 Minuten im Ofen backen.

Camembert schmeckt mit hohem Fettanteil sowieso viel besser …

Nährwerte pro Portion:
Kilokalorien: 643, Fett: 51,7 g, Kohlenhydrate: 9,3 g, Eiweiß: 31,0 g

Mozzarella-Nudelpfanne

2 Portionen

Für die Mozzarella-Nudeln:
125 g Mozzarella, vollfett, in kleine Stücke geschnitten
3 Eier, Größe M
25 ml Olivenöl, nativ extra
15 g Flohsamenschalen
Salz und Pfeffer

Für die bunte Pfanne:
25 ml Olivenöl, nativ extra
25 g Butter
200 g Champignons, geviertelt
200 g Kirschtomaten, halbiert
1 TL Oregano, getrocknet
20 g Parmesan, gerieben
Salz und Pfeffer

Die Nudeln können auch gut vorbereitet werden …

Den Backofen auf 175 °C Umluft vorheizen.

Die Mozzarellawürfel mit den Eiern und dem Olivenöl gemeinsam pürieren. Das Salz und Pfeffer und die Flohsamenschalen unterrühren. Auf ein mit Backpapier belegtes Blech geben und über die ganze Fläche dünn ausstreichen. Mit einem Kuchenheber lässt sich das prima machen. Für 6–8 Minuten backen.

Nach der Backzeit aus dem Ofen nehmen und den Nudelfladen mit Backpapier gedreht auf ein zweites Backpapier legen und das obere Papier abziehen. Nun mit einem scharfen Messer in schmale Streifen schneiden.

In einer größeren hohen Pfanne das Olivenöl mit der Butter erhitzen. Die Champignons und die Tomaten anbraten und mit Salz und Pfeffer würzen. Dann die Mozzarella-Nudeln und den Oregano in die Pfanne geben und alles für 2–3 Minuten braten. Auf einem Teller anrichten und mit dem Parmesan bestreuen.

Nährwerte pro Portion:
Kilokalorien: 652, Fett: 55,5 g, Kohlenhydrate: 6,7 g, Eiweiß: 28,3 g

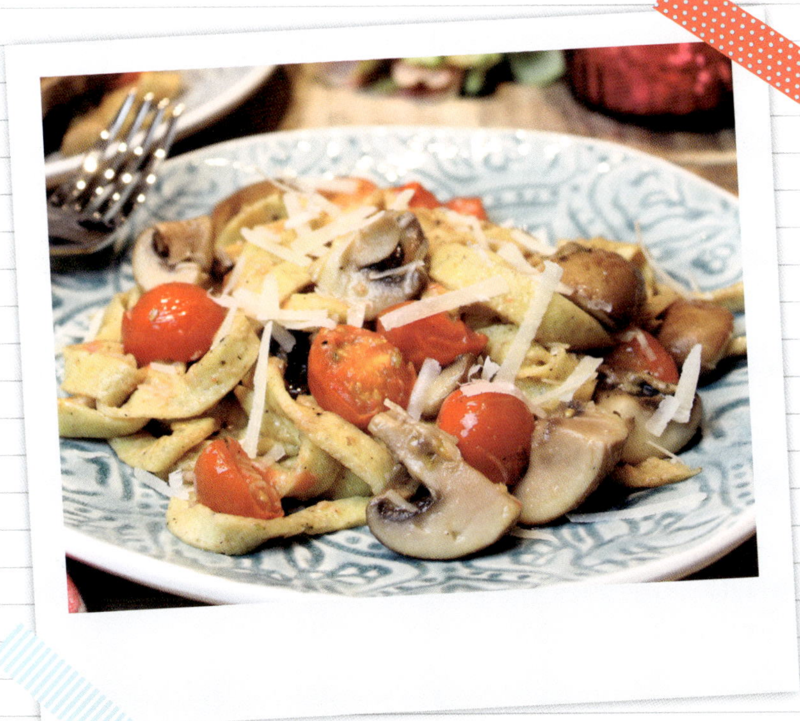

Fleischtomaten gefüllt mit Kochkäse

2 Portionen

Für den Kochkäse:
50 g Butter
50 g Frischkäse
50 g Handkäse (Harzer Käse), in kleine Stücke geschnitten
50 g Sahne
50 g Quark, 20 % Fett (alternativ: 40 %)
¼ TL Natron
¼ TL Salz
optional: etwas Kümmel

Heimspiel für eine Odenwälderin …

Für das Hauptgericht:
300 g Champignons, geviertelt
30 ml Olivenöl, nativ extra
500 g Fleischtomaten, Deckel abgeschnitten und ausgehöhlt
Salz und Pfeffer

Den Backofen auf 175 °C Umluft vorheizen.

Für den Kochkäse in einem kleinen Topf die Butter schmelzen lassen und den Frischkäse und den Handkäse unterrühren. Wenn der Handkäse komplett geschmolzen ist, noch die Sahne und den Quark hinzufügen. Alles verrühren und kurz aufkochen lassen.

Natron, Salz und Kümmel hinzufügen, Topf von der heißen Herdplatte nehmen und den Inhalt in ein Schälchen zum Abkühlen füllen. Immer wieder durchrühren, damit sich keine Haut bildet.

Für das Hauptgericht die Champignons in eine Auflaufform geben und das Olivenöl untermischen. Mit Salz und Pfeffer würzen. Den vorbereiteten Kochkäse in die ausgehöhlten Fleischtomaten geben und die gefüllten Tomaten auf die Champignons stellen.

Für 20 Minuten im Ofen backen und dann genießen. Der heiße Kochkäse fließt wunderbar aus der Tomate heraus und dient so als Soße für die Champignons.

Nährwerte pro Portion:
Kilokalorien: 569, Fett: 50,3 g, Kohlenhydrate: 9,9 g, Eiweiß: 19,2 g

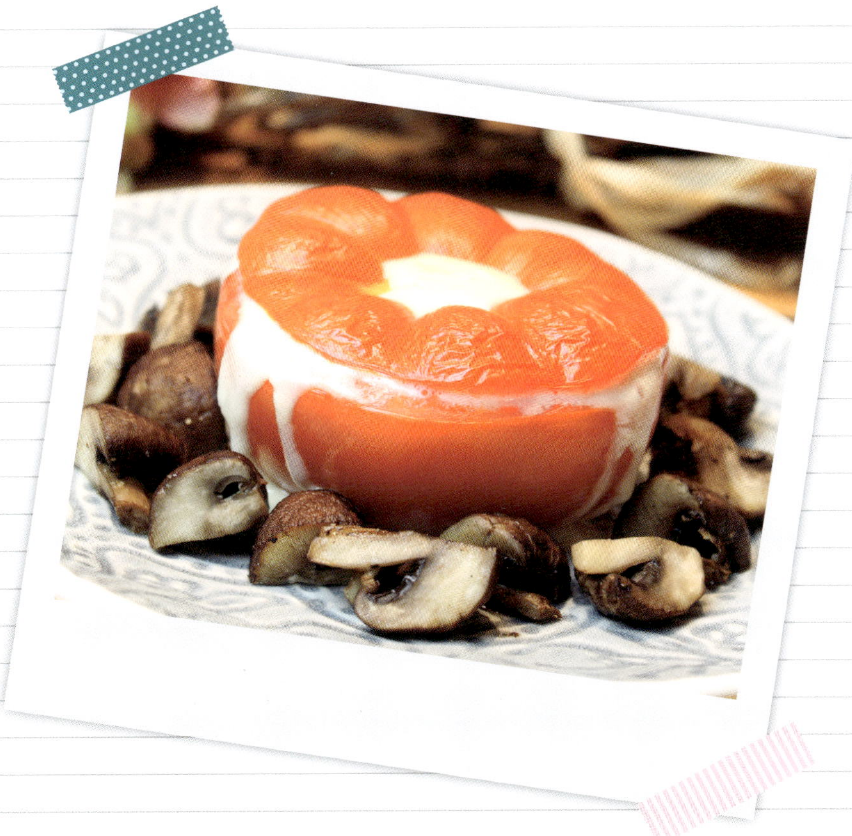

Kalte Küche fast ohne Kohlenhydrate

Natürlich steht einem der Sinn nicht immer nach warmer Küche. Mal braucht es einen Salat zum Mitnehmen, oder das Abendessen soll, ohne den Herd zum Einsatz zu bringen, unkompliziert auf den Tisch kommen. Natürlich aber immer in Kombination mit ausreichend Fett. Das ist jetzt genau der Zeitpunkt, an dem meine geliebte hausgemachte Mayonnaise (Rezept Seite 101) aus Avocadoöl als das Auffettinstrument schlechthin in meinen kalten Rezepten zum Einsatz kommt.

Eiersalat mit Nordseekrabben

2 Portionen

Schmeckt nicht nur im Strandkorb …

Für den Eiersalat:
4 Eier, Größe M, hart gekocht, in Scheiben geschnitten
85 g Mayonnaise (Rezept Seite 101)
100 g Griechischer Joghurt, 10 % Fett
½ TL Senf, mittelscharf
15 ml Leinöl
100 g Nordseekrabben
1 TL Kapern, gehackt
Salz und Pfeffer

Für die Gemüsesticks:
200 g Kohlrabi, in Sticks geschnitten
50 g orange Paprika, in Streifen geschnitten
150 g Snack-Gurken, längst geviertelt

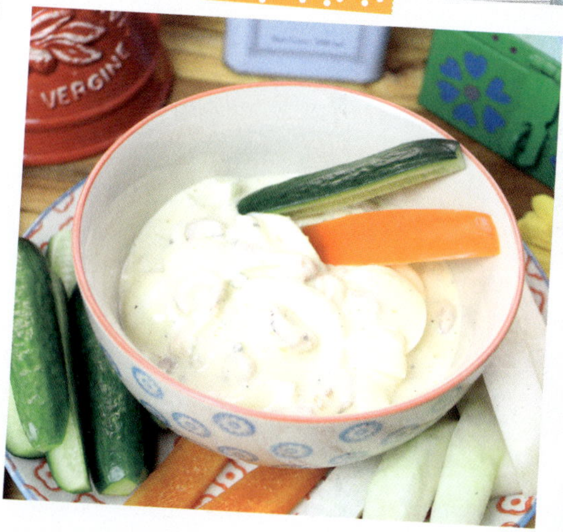

Die Zutaten für den Eiersalat vermengen und zum Schluss mit Salz und Pfeffer abschmecken. Den Salat gemeinsam mit den Gemüsesticks anrichten und genießen.

Nährwerte pro Portion:
Kilokalorien: 697, Fett: 57,7 g, Kohlenhydrate: 9,9 g, Eiweiß: 29,5 g

Hüttenkäsesalat Pausenschmaus

2 Portionen

200 g Hüttenkäse, 20 % Fett
1 Ei, Größe M, hart gekocht, in Scheiben geschnitten
200 g Kirschtomaten, halbiert
100 g orange Paprika, in Würfel geschnitten
2 EL Schnittlauch, in Röllchen geschnitten
150 g Fleischkäse, in kleine Würfel geschnitten
60 g Mayonnaise (Rezept Seite 101)
1 TL Senf
1 TL Limettensaft
20 g Walnüsse, gehackt
Salz und Pfeffer

Super zum Mitnehmen und unterwegs genießen …

Die Zutaten für den Salat mischen und zum Schluss mit Salz und Pfeffer abschmecken.

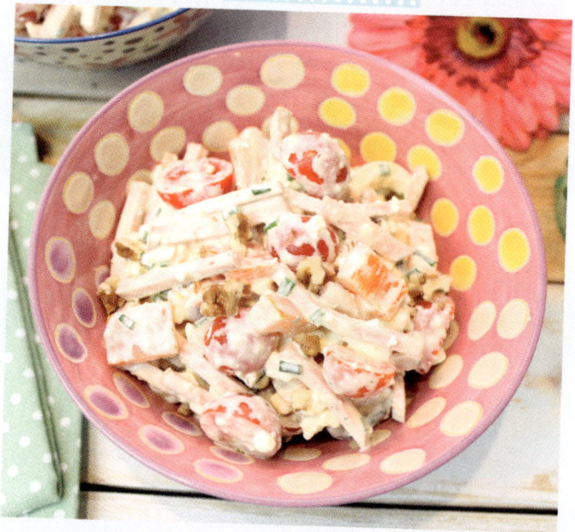

Nährwerte pro Portion:
Kilokalorien: 685, Fett: 57,3 g,
Kohlenhydrate: 8,4 g,
Eiweiß: 29,7 g

Lachs-Blumenkohlsalat

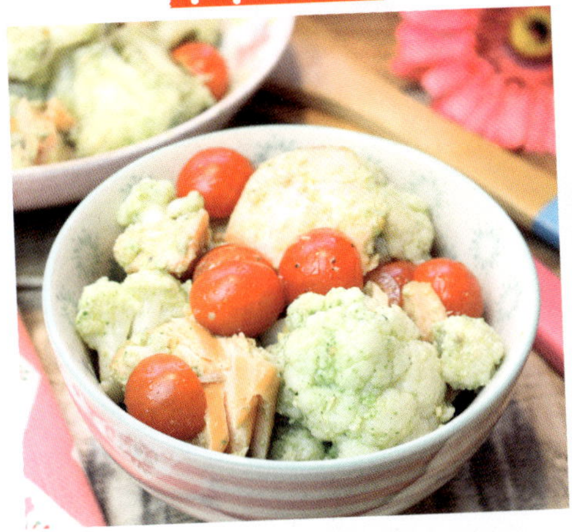

3 Portionen

Für das Dressing:
75 ml Olivenöl, nativ extra
½ TL Senf, mittelscharf
40 g Mayonnaise (Rezept Seite 101)
10 g Parmesan, fein gerieben
10 g Basilikumblätter, frisch
Salz und Pfeffer

Für die Salatbasis:
700 g Blumenkohl, in Röschen zerteilt
2 Eier, Größe M, hart gekocht, in Scheiben geschnitten
200 g Stremel-Lachs (heiß geräucherter Lachs), mit den Fingern in Stücke zerteilt
200 g Kirschtomaten, halbiert
20 g Walnüsse, gehackt
Salz und Pfeffer

Basilikum und Lachs machen den Salat besonders …

Die Zutaten für das Salatdressing mit einem Pürierstab cremig pürieren.

Die Blumenkohlröschen in Wasser für 7–8 Minuten garen, in einem Küchensieb abgießen und abkühlen lassen. Danach den Blumenkohl in eine große Salatschüssel füllen. Die hart gekochten Eier, die Lachsstücke, die Kirschtomaten und die gehackten Walnüsse zufügen. Anschließend das vorbereitete Dressing untermischen. Den Salat für 2–3 Stunden im Kühlschrank ziehen lassen und vor dem Verzehr mit Salz und Pfeffer abschmecken.

Nährwerte pro Portion:
Kilokalorien: 657 Fett: 52,9 g, Kohlenhydrate: 8,5 g, Eiweiß: 29,7 g

Brotzeit-Radieschensalat

2 Portionen

500 g Radieschen, in dünne Scheiben gehobelt
1 TL Salz
75 g Mayonnaise (Rezept Seite 101)
50 g Schmand
1 EL Limettensaft, frisch gepresst
2 Eier, Größe M, hart gekocht, in Scheiben geschnitten
80 g Emmentaler, grob geraspelt
15 g Schnittlauch, in Röllchen geschnitten
Salz und Pfeffer

Die gehobelten Radieschen salzen und in einem Küchensieb für 20 Minuten abtropfen lassen. Gut ausdrücken und dann mit den restlichen Zutaten mischen. Zum Schluss noch mit Salz und Pfeffer abschmecken.

Nährwerte pro Portion:
Kilokalorien: 627, Fett: 53,8 g,
Kohlenhydrate: 7,3 g,
Eiweiß: 21,7 g

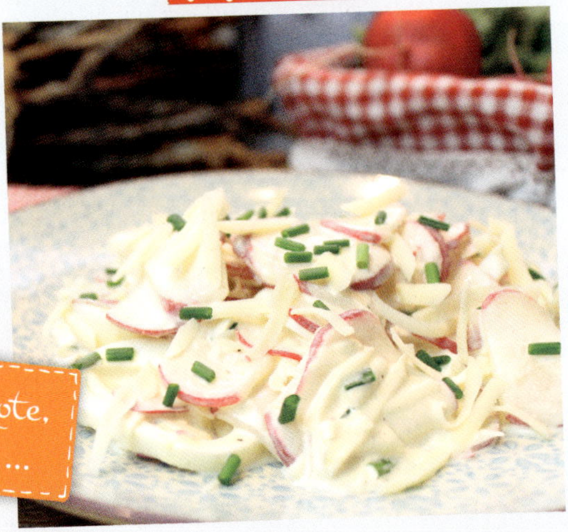

Hat eine zünftige Note, ist aber fleischfrei …

Matjessalat

Ahoi, voll fett voran …

3 Portionen

400 g Kohlrabi, in 1 cm große Würfel geschnitten
250 g Matjes, nordische Art, in Streifen geschnitten
75 g Crème fraîche
75 g Mayonnaise (Rezept Seite 101)
50 ml Sahne
2 Eier, Größe M, hart gekocht, in Scheiben geschnitten
50 g rote Zwiebel, fein gehackt
75 g Gewürzgurken, in Würfel geschnitten
2 TL Erythrit
2 EL Dill, frisch oder TK
Salz und Pfeffer
30 g Walnüsse, gehackt

Die Kohlrabistücke in etwas Wasser für 7–8 Minuten vorkochen, abgießen und abkühlen lassen.

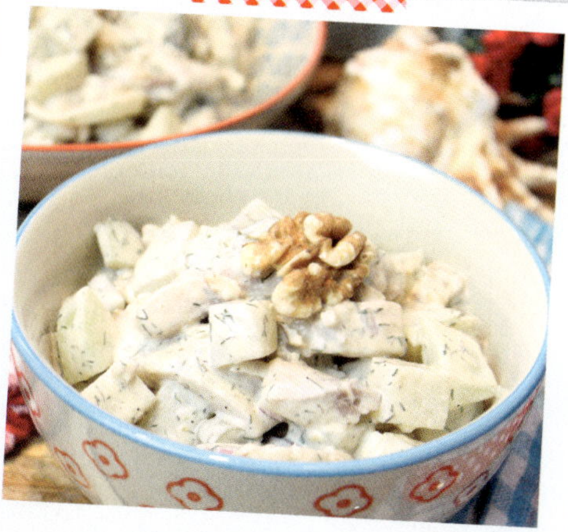

Die kompletten Zutaten für den Salat in einer Schüssel mischen. Zum Schluss noch mit Salz und Pfeffer abschmecken und den Matjessalat 2–3 Stunden im Kühlschrank ziehen lassen.

Nährwerte pro Portion:
Kilokalorien: 623, Fett: 54,7 g,
Kohlenhydrate: 9,9 g,
Eiweiß: 21,1 g

Avocado-Caprese-Salat

2 Portionen

300 g Kirschtomaten, halbiert
250 g Mini-Mozzarellakugeln, halbiert
250 g Avocado, das Fruchtfleisch in Würfel geschnitten
10 g Basilikum, frisch
20 ml Olivenöl, nativ extra
Salz und Pfeffer

Die Zutaten für den Salat mischen und zum Schluss mit Salz und Pfeffer abschmecken.

Nährwerte pro Portion:
Kilokalorien: 694, Fett: 62,0 g, Kohlenhydrate: 5,9 g, Eiweiß: 26,7 g

Grün - weiß - rot ...

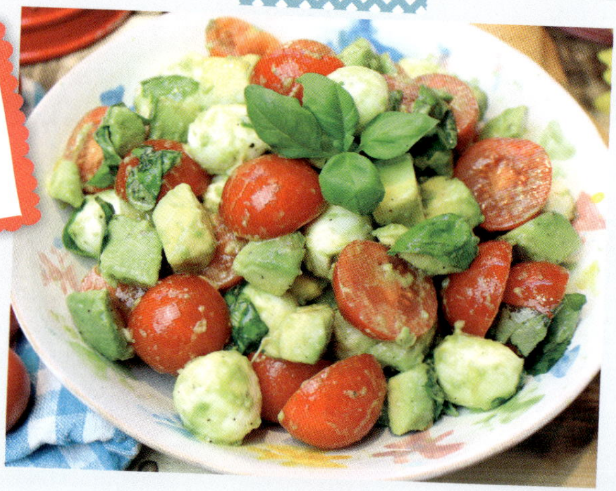

Mayonnaise

Ergibt knapp 200 g fertige Mayonnaise

125 ml Avocadoöl
1 Ei, Größe M
1 TL Senf, mittelscharf
1 TL heller Balsamico-Essig
Salz und Pfeffer

Alle Zutaten sollten Zimmertemperatur haben.

Das Avocadoöl in einen Behälter geben, aus dem man das Öl langsam ausgießen kann. In einem schmalen hohen Becher das Ei mit dem Senf mit einem Pürierstab cremig schlagen. Dann bei laufendem Pürierstab langsam das Öl hinzulaufen lassen. Die ganze Zeit pürieren, bis das komplette Öl aufgebraucht ist und die Masse cremig ist. Nun noch den Essig und etwas Salz und Pfeffer hinzufügen und mit dem Pürierstab untermischen. Dann die fertige Mayonnaise in den Kühlschrank stellen. Die Mayonnaise kann über 2–3 Tage aufgebraucht werden.

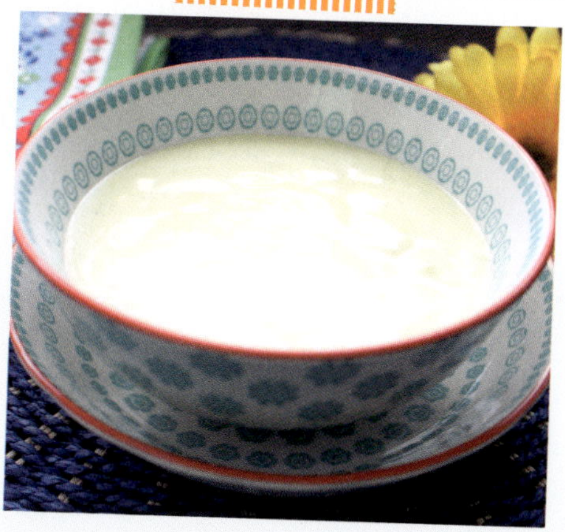

Nährwerte je 100 g Mayonnaise:
Kilokalorien: 557, Fett: 59,8 g, Kohlenhydrate: 1,1 g, Eiweiß: 3,6 g

Tsatsiki mit Bifteki

Wirksame Medizin bei Fernweh …

4 Portionen

Für das Tsatsiki:
350 g Salatgurke, grob geraspelt
Salz
150 g Quark, 40 % Fett
100 g Crème fraîche
20 ml Zitronensaft, frisch gepresst
1 Knoblauchzehe, gepresst
40 ml Olivenöl, nativ extra (wem das zu »streng« schmeckt, mischt Olivenöl mit Avocadoöl)
Salz und Pfeffer

Für die Bifteki:
350 g Hackfleisch, Rind und Schwein gemischt
50 g Zwiebel, fein gehackt
1 Ei, Größe M
10 g Flohsamenschalen
½ TL Paprika, rosenscharf
Salz und Pfeffer
80 g Feta, in 8 Stücke geschnitten
15 ml Olivenöl, nativ extra
Salz und Pfeffer

Für den Salat:
200 g Romana-Salat, in Streifen geschnitten
200 g Kirschtomaten, geviertelt
150 g Oliven grün, eingelegt mit Knoblauch und Paprika
30 g Walnüsse, gehackt

Die geraspelte Gurke salzen und in einem Küchensieb für 20 Minuten abtropfen lassen. Anschließend fest ausdrücken. Danach die entwässerte Salatgurke mit den restlichen Zutaten für das Tsatsiki mischen und kräftig mit Salz und Pfeffer abschmecken. Kühl stellen und durchziehen lassen. Kurz vorm Anrichten noch mal durchmischen und, falls notwendig, erneut mit Salz und Pfeffer abschmecken.

Einen Hackfleischteig für die Bifteki herstellen. Dazu einfach alle Zutaten, außer dem Feta, vermischen. Anschließend die Fetastücke mit dem Hackfleischteig umschließen und die Bifteki in einer Pfanne mit Olivenöl für 9–11 Minuten rundum braten.

Den Romana-Salat für das Salatbett auf den Tellern verteilen. Darauf das Tsatsiki, die Kirschtomaten, die Oliven und die Bifteki anrichten. Zum Schluss noch mit den gehackten Walnüssen bestreuen.

Nährwerte pro Portion:
Kilokalorien: 679, Fett: 58,2 g, Kohlenhydrate: 7,4 g, Eiweiß: 29,2 g

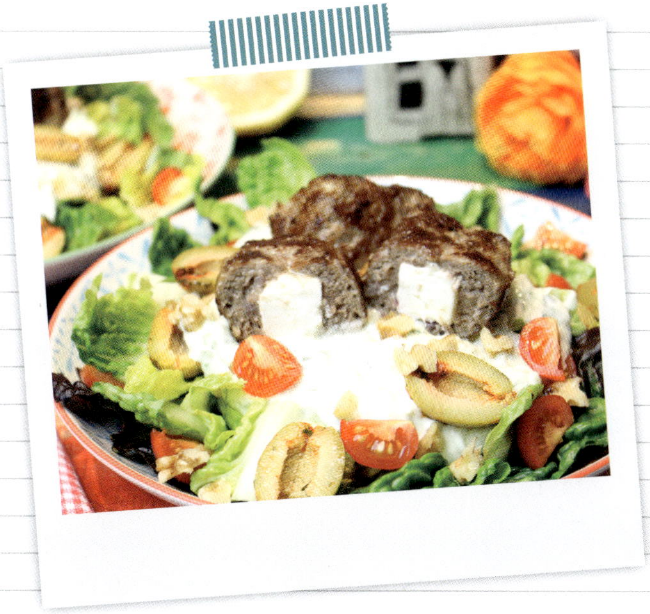

Sündenfrei süß geschmaust

Nur weil Kohlenhydrate gestrichen sind, bedeutet das zum Glück nicht den Verzicht auf süße Leckereien. Denn scheitert so manche Ernährungsumstellung sonst an den genaschten Schmausereien, gibt es bei der ketogenen Ernährung so viele tolle Alternativen, dass ganz sicher kein Gefühl von Einschränkung aufkommen wird. Hier kommen die Rezepte, mit denen Sie langfristig ketohappy werden.

Stracciatella-Creme

2 Portionen

150 g Mascarpone
150 g Ricotta
15 ml Sahne
2–3 TL Stevia-Streupulver mit Erythrit (Süße nach Geschmack zugeben)
½ TL Bourbon Vanille, gemahlen
25 g Schokolade, 99 %, gehackt

Die Zutaten für die Creme verrühren und die gehackte Schokolade erst kurz vorm Verzehr untermischen. Einen kleinen Teil zum Bestreuen verwenden.

Nährwerte pro Portion:
Kilokalorien: 513, Fett: 48,4 g, Kohlenhydrate: 6,8 g, Eiweiß: 11,3 g

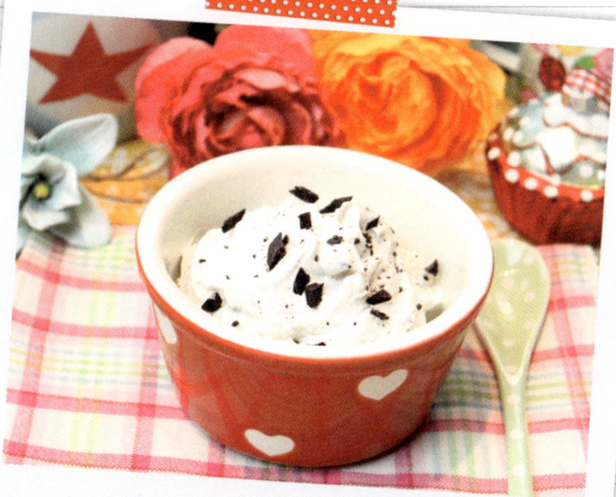

Himbeereis

Himbeereis zum Frühstück …

3 Portionen

300 g TK-Himbeeren
200 g Mascarpone, gut gekühlt
100 ml Sahne, gut gekühlt
15 ml Limettensaft, frisch gepresst, im Kühlschrank gekühlt
40 g Stevia-Streupulver mit Erythrit
½ TL Vanille-Erythrit (alternativ gemahlene Bourbon-Vanille und etwas mehr Stevia-Streupulver)

Alle Zutaten in einen Mixer geben und schön cremig durchmischen. Dann nach Vorgabe der Eismaschine zu Eiscreme verarbeiten oder in einer Schale in den Gefrierschrank stellen und immer wieder durchrühren, damit es kein harter Block wird.

Nährwerte pro Portion:
Kilokalorien: 401,
Fett: 37,3 g,
Kohlenhydrate: 9,0 g,
Eiweiß: 4,9 g

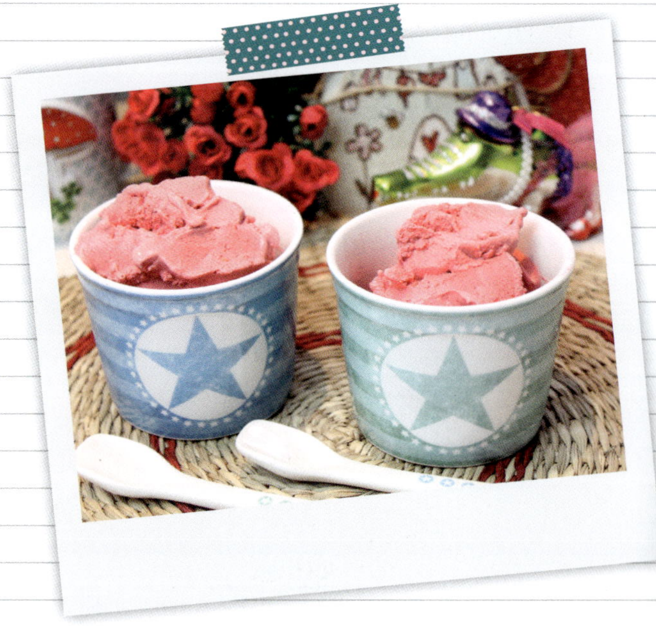

Mandel-Schoko-Fettherzchen

18 Stück

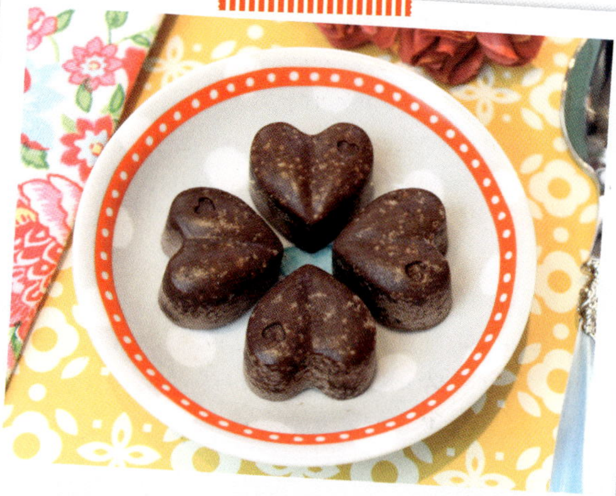

100 g Kokosöl
50 g Mandelmus
15 g Kakaopulver
½ TL Bourbon-Vanille, gemahlen
25 g Stevia-Streupulver mit Erythrit (bei Bedarf sieben, um Klümpchen zu vermeiden)

Das Kokosöl erwärmen und die restlichen Zutaten mit einem Schneebesen unterrühren.

Die Creme in Pralinenförmchen in Herzform füllen und im Kühlschrank aushärten lassen. Dann aus den Förmchen drücken und in einem Schälchen im Kühlschrank aufbewahren.

Nährwerte pro Fettherzchen:
Kilokalorien: 71, Fett: 7,4 g, Kohlenhydrate: 0,2 g, Eiweiß: 0,8 g

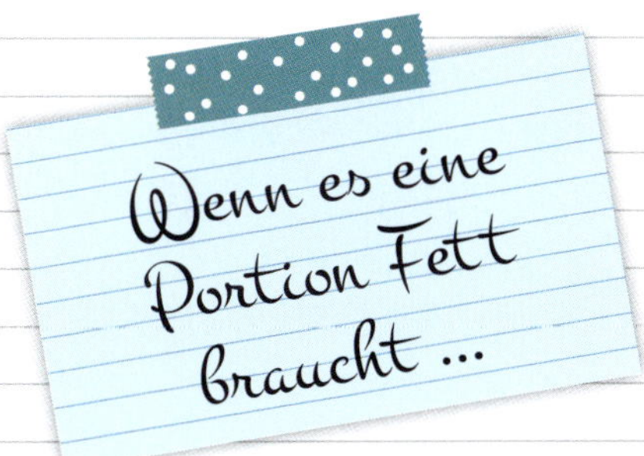

Erdbeerschmaus

2 Portionen

Erdbeeren und Sahne sind ein perfektes Team ...

300 ml Sahne, gut gekühlt
1–2 TL Stevia-Streupulver mit Erythrit
(nach Geschmack zufügen)
20 g Eiweißpulver, Vanille
150 g Erdbeeren, in kleine Würfel geschnitten
20 g Kokosflakes/Kokoschips

Die Sahne steif schlagen. Am Ende das Stevia-Streupulver und das Eiweißpulver Vanille unterrühren. Nun nur noch die Erdbeeren vorsichtig unterheben und dann die Creme in Schälchen füllen. Mit den Kokosflakes bestreuen.

Nährwerte pro Portion:
Kilokalorien: 568, Fett: 52,3 g, Kohlenhydrate: 9,9 g, Eiweiß: 12,9 g

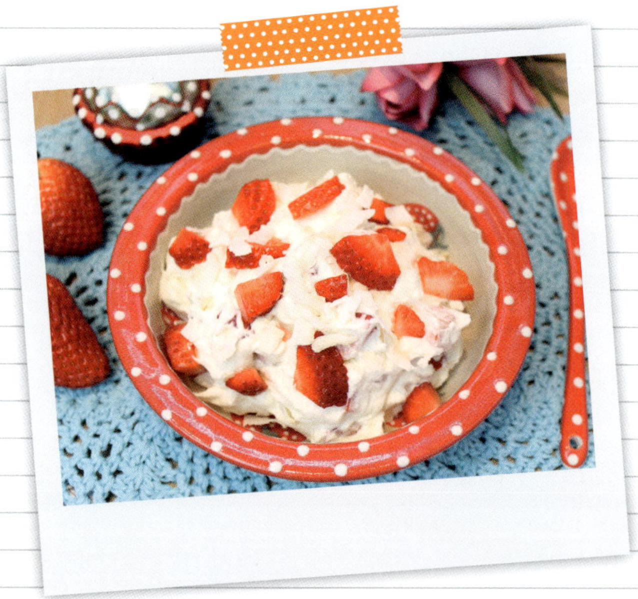

Cremige Haselnuss-Schokokugeln

32 Stück

250 g Mascarpone
50 g Haselnussmus
25 g Kakaofasern (alternativ Kakaopulver)
4–5 TL Stevia-Streupulver mit Erythrit (nach Geschmack süßen)
25 g Eiweißpulver, Haselnuss oder Vanille
75 g Haselnüsse, gehackt, ohne Fett in einer Pfanne geröstet, zum Wenden der Kugeln

Aus den Zutaten eine kompakte Creme rühren und mit der Hand dann runde Bälle formen. Diese in den gehackten Haselnüssen wenden. Im Kühlschrank aufbewahren.

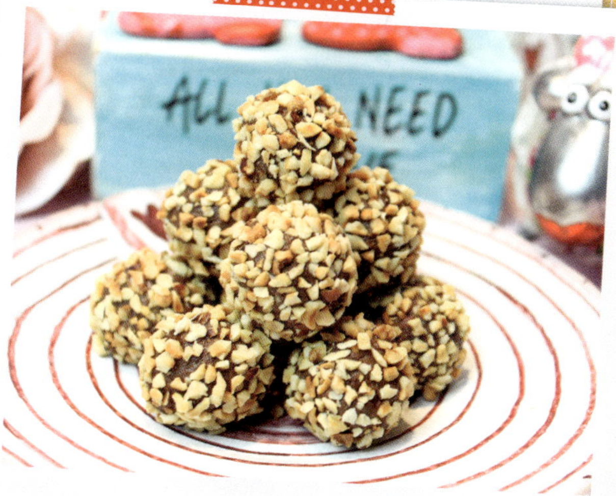

Nährwerte pro Haselnuss-Schokokugel:
Kilokalorien: 64,
Fett: 5,9 g,
Kohlenhydrate: 0,7 g,
Eiweiß: 1,7 g

Keto genascht …

Super-kohlenhydratarme Backträume

Man kann zu Nachbauten von herkömmlichen Backwaren stehen, wie man will. Ich weiß, dass viele ketogen lebende Menschen ohne gelegentlich Brot oder Kuchen auf dem Teller nicht sein wollen. Soll Keto an einer gelegentlichen Scheibe Brot oder einem Stück Kuchen scheitern? Nein, von daher kommen jetzt Rezepte, die perfekt sind, um sich den ketogenen Backfreuden hinzugeben.

Brot Rustico

Eine kleine Kastenform mit 20 cm Länge, ergibt etwa 16 Scheiben

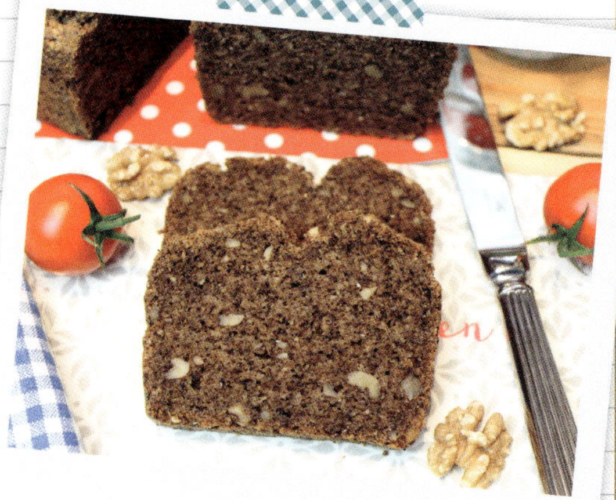

3 Eier, Größe M
50 ml Olivenöl, nativ extra
50 g Butter, weich
150 g Mandelmehl, nicht entölt
40 g Walnussmehl, entölt
25 g Eiweißpulver, Natural
15 g Flohsamenschalen
25 g Chiasamen
50 g Walnüsse, gehackt
2 TL Backpulver
1 TL Guarkernmehl
¾ TL Salz
100 ml Mineralwasser mit Kohlensäure

Den Backofen auf 175 °C Umluft vorheizen.

Die Eier mit dem Öl und der Butter verrühren. Die trockenen Zutaten mischen und nach und nach unterheben. Dabei immer wieder, wenn der Teig zu fest wird, etwas Mineralwasser zugeben.

Den Teig in eine mit Backpapier ausgelegte kleine Kastenform füllen und für 50–55 Minuten backen.

Nährwerte pro Scheibe:
Kilokalorien: 169, Fett: 14,7 g, Kohlenhydrate: 1,5 g, Eiweiß: 5,8 g

Herzhaft und dunkel ...

Butterbrot

Eine kleine Kastenform mit 20 cm Länge, ergibt etwa 16 Scheiben

150 g Butter, weich
2 Eier, Größe M
125 g Mandelmehl, nicht entölt
40 g Kokosmehl
50 g Goldleinsamenmehl, entölt
25 g Eiweißpulver, Natural
20 g Flohsamenschalen
2 TL Backpulver
½ TL Muskatnuss, frisch gerieben
1 TL Salz
1 TL Guarkernmehl
150 ml Mineralwasser, mit Kohlensäure

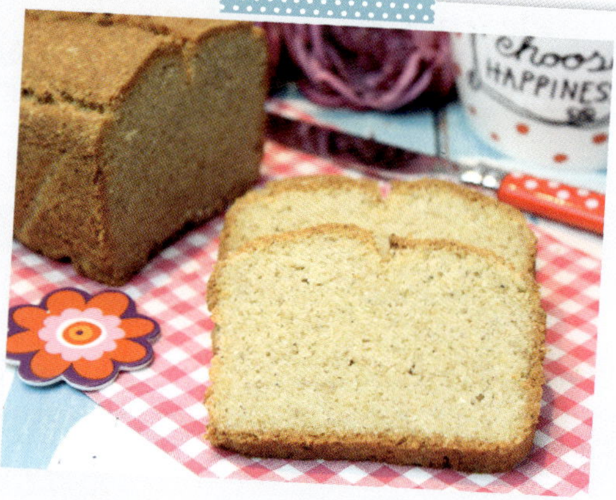

Den Backofen auf 175 °C Umluft vorheizen.

Die Eier mit der Butter verrühren. Die trockenen Zutaten mischen und nach und nach unterheben. Dabei immer wieder, wenn der Teig zu fest wird, etwas vom Wasser zugeben.

Den Teig in eine mit Backpapier ausgelegte kleine Kastenform füllen und für 50–55 Minuten backen.

Nährwerte pro Scheibe:
Kilokalorien 157, Fett: 13,3 g, Kohlenhydrate: 1,3 g, Eiweiß: 5,8 g

Ehrliche Butter ist drin, was sonst …

Kerniges Brot

Eine kleine Kastenform mit 20 cm Länge, ergibt etwa 16 Scheiben

Sehr bissig im Mund ...

100 g Mandeln
50 g Haselnüsse
50 g Pekannüsse
100 g Kürbiskerne
100 g Walnusskerne
50 ml Olivenöl, nativ extra
5 Eier, Größe L
50 g Chiasamen
50 g Goldleinsamen, geschrotet
25 g Flohsamenschalen
1 TL Brotgewürz
1 TL Salz

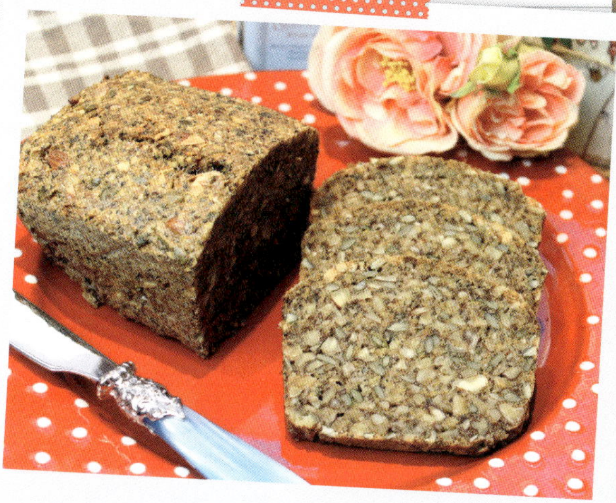

Den Backofen auf 175 °C Umluft vorheizen.

Die Nüsse und Kerne portionsweise mit einem Messer hacken. Das Olivenöl und die Eier verquirlen. Die restlichen Zutaten untermischen und die nussige Teigmischung in eine mit Backpapier ausgelegte Form füllen. Für 60 Minuten backen, dabei zwischendurch mit Alufolie abdecken, damit das Brot nicht zu dunkel wird.

Nährwerte pro Scheibe:
Kilokalorien: 247, Fett: 21,6 g, Kohlenhydrate: 1,9 g, Eiweiß: 9,4 g

Quiche mit Makrele und Chicorée

4 Portionen, 1 Quiche mit 25–26 cm Durchmesser

Geräucherte Makrele gibt viel Geschmack …

Für den Teigboden:
50 g Mandelmehl, nicht entölt
30 g Kartoffelfasern
1 TL Salz
1 TL Backpulver
¼ TL Guarkernmehl
50 g Butter
125 g Mozzarella, 45 % Fett, in kleine Würfel geschnitten
1 Ei, Größe L

Für die Füllung der Quiche:
25 g Kokosöl
400 g Chicorée, in Streifen geschnitten (alternativ Spitzkohl)
50 g Cheddar, gerieben
100 g Frischkäse
3 Eier, Größe M
¼ TL Muskatnuss, frisch gerieben
Salz und Pfeffer
150 g geräucherte Makrele, ohne Haut und Gräten, in Stücke zerrupft

Den Backofen auf 180 °C Umluft vorheizen.

Die trockenen Zutaten für den Teig in einer Schüssel vermischen. Die Butter, den Mozzarella und das Ei in einen Behälter füllen und mit einem Pürierstab zu einem Brei pürieren. Die Masse in eine Rührschüssel geben und die trockene Mischung esslöffelweise unterrühren. Am Ende den Teig in etwas Frischhaltefolie hüllen und für 1–2 Stunden kühlen lassen. Auf den Boden der Form besser Backpapier legen, dann löst sich die Quiche hinterher besser. Ansonsten mit Butter fetten. Nun den Teig in der Quicheform oder einer Springform verteilen. Den Boden ohne Füllung für 15 Minuten vorbacken.

Für die Füllung in einem Topf das Kokosöl erhitzen und die Chicoréestreifen für 3–4 Minuten braten. Dann abkühlen lassen. Anschließend den geriebenen Cheddar und den Frischkäse mit den Eiern verrühren. Die Mischung mit Muskatnuss, Salz und Pfeffer würzig abschmecken und den Chicorée untermischen. Den vorgebackenen Teig aus dem Ofen holen und das cremige Gemüse auf den Boden geben. Jetzt noch die Makrelenstücke über der Quiche verteilen und dabei leicht eindrücken. So nun für weitere 30 Minuten backen.

Nährwerte pro Portion:
Kilokalorien: 656, Fett: 56,1 g, Kohlenhydrate: 6,0 g, Eiweiß: 28,6 g

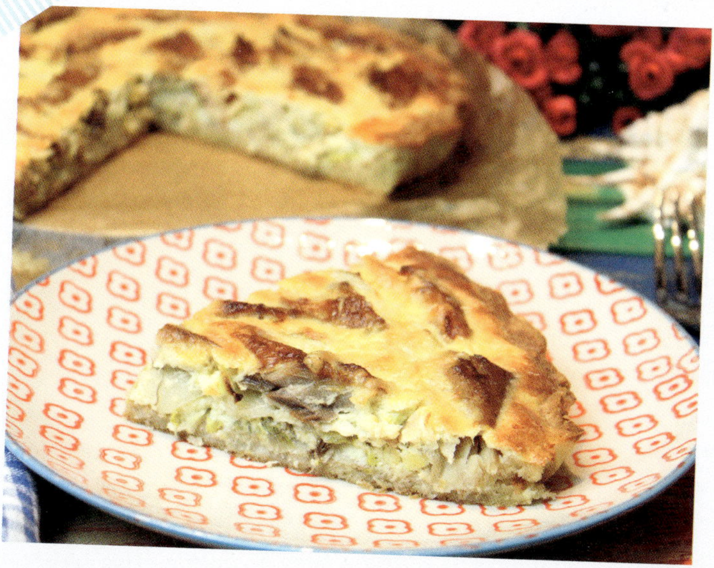

Schokocookies

22 Cookies

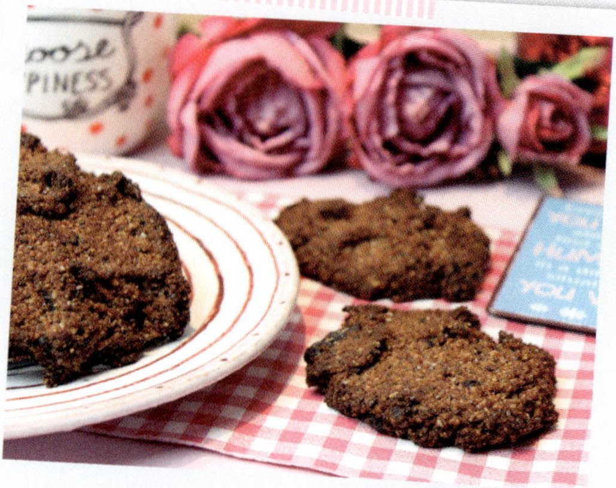

75 g Butter, weich
50 g Kokosöl, geschmolzen
2 Eier, Größe M
60 g Erythrit
3 TL Stevia-Streupulver mit Erythrit
150 g Mandelmehl, nicht entölt
40 g Kokosmehl
25 g Eiweißpulver, Vanille
15 g Kakaopulver
50 g Schokolade, 99 %, gehackt
40 g Chiasamen
2 TL Backpulver
½ TL Guarkernmehl

Krümelmonster im Keto-Rausch

Den Backofen auf 170 °C Umluft vorheizen.

Die Butter mit dem Kokosöl vermischen und darunter die Eier und die Süßmittel rühren. Die restlichen Zutaten vorweg in einer Schüssel mischen und anschließend esslöffelweise unterrühren. Den Teig mit einem Löffel in 22 Portionen auf ein mit Backpapier belegtes Blech geben und für 15–20 Minuten backen.

Nährwerte pro Cookie:
Kilokalorien 131, Fett: 11,7 g, Kohlenhydrate: 1,0 g, Eiweiß: 3,9 g

Mascarponeküchlein mit Himbeeren

6 Stück

200 g Mascarpone
50 ml Kokosmilch
1 Ei, Größe L
25 g Kokosmehl
35 g Eiweißpulver, Vanille
30 g (Puder-)Erythrit
½ TL Backpulver
75 g Himbeeren

Schnell gemacht und lecker ...

Backofen auf 175 °C Umluft vorheizen.

Die Mascarpone mit der Kokosmilch und dem Ei cremig verrühren. Die trockenen Zutaten vorweg mischen und dann esslöffelweise unterrühren. Die cremige Masse auf 6 Portionen in einer (Silikon-)Muffinform verteilen. Andere Formen müssen eventuell zusätzlich gefettet werden. Die Himbeeren locker auf den Teig streuen. Für 25 Minuten backen und abkühlen lassen.

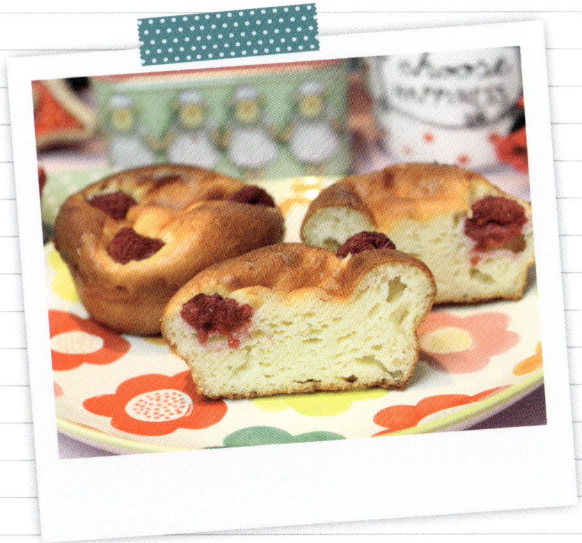

Nährwerte pro Küchlein:
Kilokalorien 199,
Fett: 16,6 g,
Kohlenhydrate: 2,4 g,
Eiweiß: 8,4 g

Crunchy Schoko-Nuss-Kuchen

1 kleine Springform, 18 cm Durchmesser, ergibt 8 Stücke

40 g Haselnüsse, gehackt
1 EL Erythrit
25 g Kokosmehl
35 g Mandelmehl, entölt
75 g Haselnüsse, gemahlen
20 g Kakaofasern (alternativ 15 g Kakaopulver)
25 g Kakao-Nibs (alternativ Schokolade mit 99 % Kakao)
1 TL Backpulver
½ TL Guarkernmehl
150 g Mascarpone
75 g Butter, weich
3 Eier, Größe M
75 g Erythrit
3 TL Stevia-Streupulver mit Erythrit

Den Backofen auf 175 °C Umluft vorheizen.

Die gehackten Haselnüsse in einer Pfanne ohne Fett goldgelb rösten und am Ende einen Esslöffel Erythrit zufügen. Dann unter Rühren abkühlen lassen. Die trockenen Zutaten (einschließlich des Guarkernmehls) für den Teig abwiegen und vorweg in einer kleinen Schüssel mischen.

Ein schoko-nussiger Traum …

Die Mascarpone mit den Eiern und der Butter verrühren. Anschließend die Süßmittel zufügen. Schön cremig rühren, bis sich die Mascarpone gut verbunden hat. Dann esslöffelweise die vorbereiteten trockenen Zutaten zufügen. Den Teig in die gebutterte Backform füllen. Den Kuchen für etwa 40–45 Minuten im Ofen backen. Nach 25 Minuten mit etwas Alufolie abdecken, damit der Kuchen nicht zu dunkel wird.

Nährwerte pro Stück:
Kilokalorien 321, Fett: 28,9 g, Kohlenhydrate: 4,0 g, Eiweiß: 8,9 g

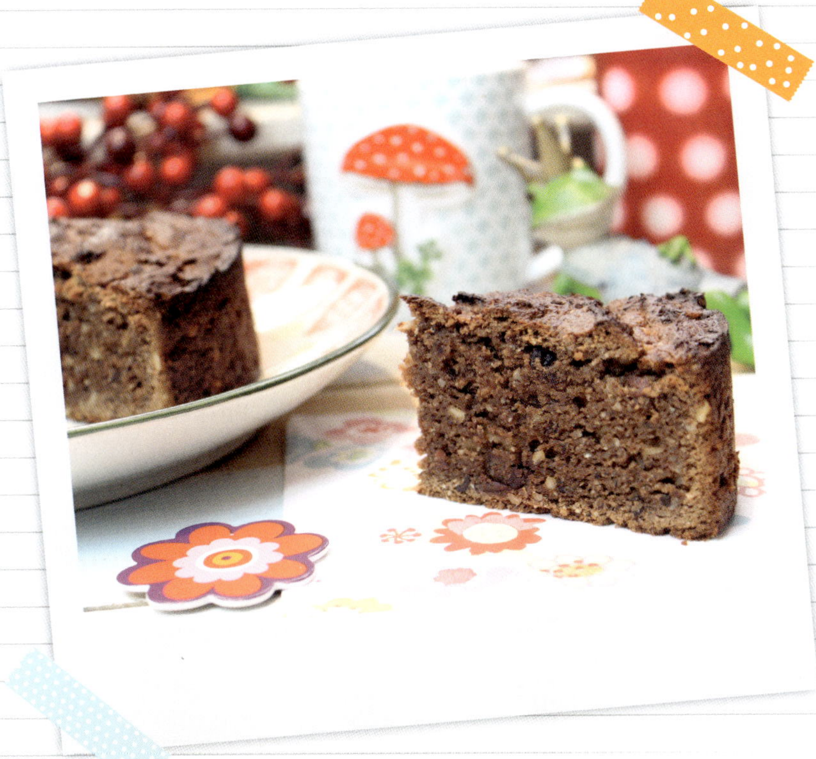

Zitronen-Mohnkuchen

1 kleine Springform, 18 cm Durchmesser, ergibt 8 Stücke

25 g Mandelmehl, entölt
25 g Kokosmehl
25 g Eiweißpulver, Vanille
75 g Mandelmehl, nicht entölt
40 g Mohn, ganz oder gemahlen
1 TL Backpulver
½ TL Guarkernmehl
75 g Butter, weich
3 Eier, Größe M
2 TL frischer Zitronenschalenabrieb einer Bio-Zitrone
75 ml Zitronensaft, frisch gepresst
100 ml Sahne
50 g Erythrit
1 Prise Salz
3 TL Stevia-Streupulver mit Erythrit

Den Backofen auf 175 °C Umluft vorheizen.

Die trockenen Zutaten für den Teig in einer kleinen Schüssel abwiegen und vorweg mischen.

Mohn und Keto passt ganz prima …

Alle nassen Zutaten mit den Süßmitteln in einer Rührschüssel vermengen. Esslöffelweise die trockene Mischung unterrühren. Eine kleine Springform fetten und den Teig hineingeben. Der Boden kann auch mit Backpapier belegt werden, dann löst sich der Kuchen nachher besser. Anschließend den Kuchen für 50 Minuten in den Backofen stellen. Damit der Kuchen nicht zu dunkel wird, nach etwa 30 Minuten mit etwas Alufolie schützen.

Nährwerte pro Stück:
Kilokalorien 237, Fett: 18,8 g, Kohlenhydrate: 3,0 g, Eiweiß: 10,7 g

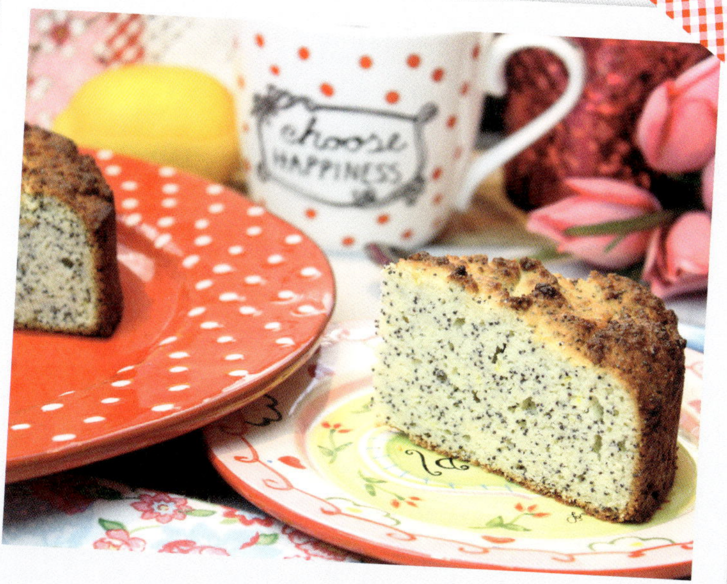

Rezeptübersicht

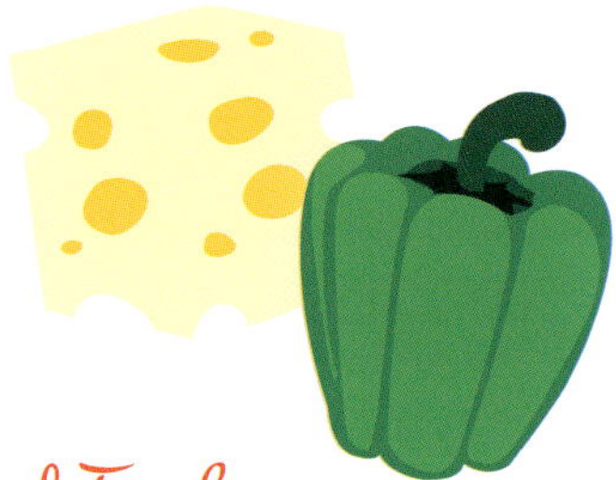

Voll fettes Frühstück

Keto im Suppentopf

Fleisch und Fisch meet Gemüse und Fett

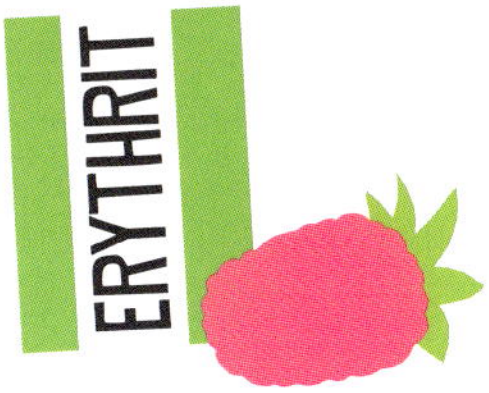

Veggie füllt sich der Keto-Teller

Kalte Küche fast ohne Kohlenhydrate

Sündenfrei süß geschmaust

Superkohlenhydratarme Backträume

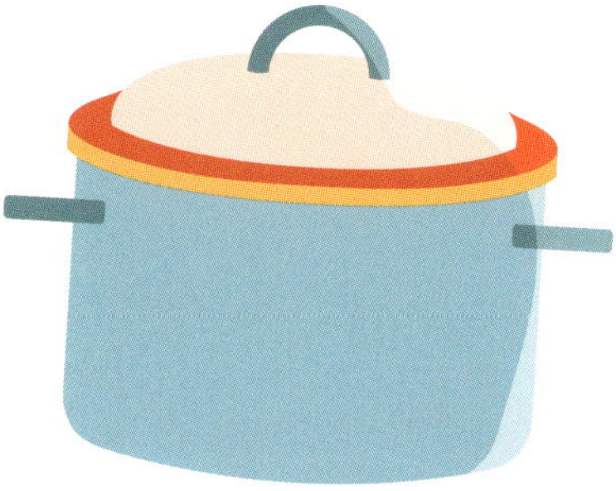

Zutatenregister

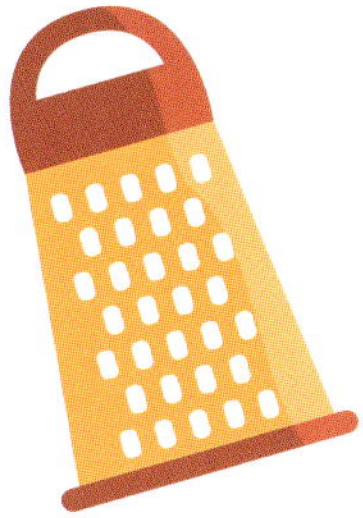

Über die Autorin

Die gebürtige Odenwälderin Bettina Meiselbach startete mit einem betriebswirtschaftlichen Studium in das Berufsleben. 25 Jahre im Personalmanagement und einen Burn-out später, krempelte sie 2014 ihr Leben komplett um. Sie entdeckte die Low-Carb-Ernährung für sich, warf fast 60 Kilogramm Gewicht ab, wies ihre Diabetes-Typ-2-Erkrankung in die Schranken und ließ den alten Job hinter sich. Die begeisterte Hobbyköchin und Ernährungsexpertin begann den Blog HappyCarb.de zu schreiben – der sich schnell zu einem der meistgelesenen Low-Carb-Blogs im deutschsprachigen Raum entwickelte. Der dann folgende Schritt zur Buchautorin war danach nur noch ein ganz kleiner.

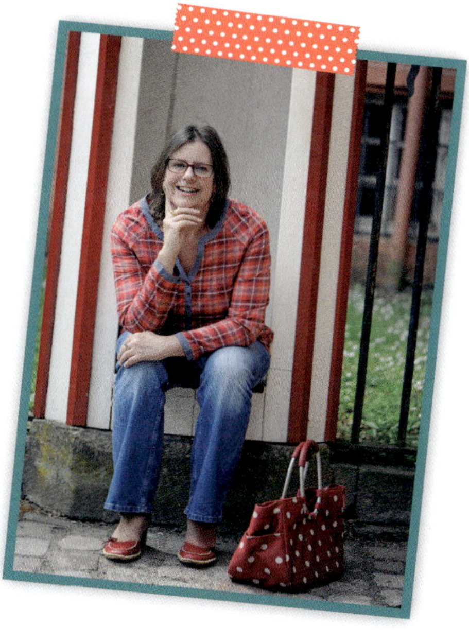

Lecker Low Carb in Nullkommanix

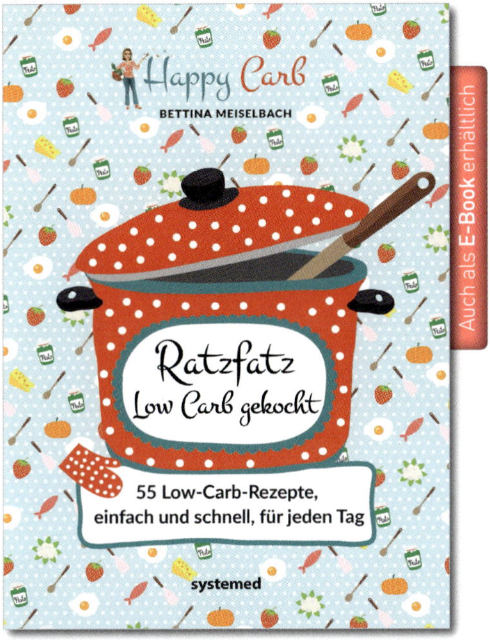

128 Seiten
11,99 € (D) | 12,40 € (A)
ISBN 978-3-95814-253-4

Bettina Meiselbach

Happy Carb: Ratzfatz Low Carb gekocht

55 Low-Carb-Rezepte, einfach und schnell für jeden Tag

Low Carb ist super. Wenn da nur nicht die exotischen Zutaten und der Aufwand in der Küche wäre. Vergessen Sie diese Vorbehalte, denn es geht auch anders.
Wie, zeigt Bettina Meiselbach in ihrem neuen Buch »Ratzfatz Low Carb gekocht«. Das Prinzip ist einfach: rein in einen Supermarkt, egal ob Discounter oder Bioladen. Alles, was es braucht, gibt es dort.
Dann ran an den Herd und ratzfatz steht das Essen auf dem Tisch.
Einfache Zubereitung und wenig Arbeit in der Küche ist das Motto.
So macht Low Carb jeden Tag Spaß und passt sich auch dem schmäleren Geldbeutel an. All das präsentiert Bettina Meiselbach in 55 Low-Carb-Rezepten von Frühstück bis Feierabend, die dazu auch noch genial lecker sind.

riva

Bibliografische Information der Deutschen Nationalbibliothek
Die Deutsche Nationalbibliothek verzeichnet diese Publikation in der Deutschen Nationalbibliografie. Detaillierte bibliografische Daten sind im Internet über http://d-nb.de abrufbar.

Für Fragen und Anregungen
info@rivaverlag.de

Wichtiger Hinweis
Dieses Buch ist für Lernzwecke gedacht. Es stellt keinen Ersatz für eine individuelle medizinische Beratung dar und sollte auch nicht als solcher benutzt werden. Wenn Sie medizinischen Rat einholen wollen, konsultieren Sie bitte einen qualifizierten Arzt. Der Verlag und die Autorin haften für keine nachteiligen Auswirkungen, die in einem direkten oder indirekten Zusammenhang mit den Informationen stehen, die in diesem Buch enthalten sind.

Originalausgabe
2. Auflage 2019

Nymphenburger Straße 86
D-80636 München
Tel.: 089 651285-0
Fax: 089 652096

Redaktion: Bettina Peters
Umschlaggestaltung, Umschlagabbildung, Illustrationen, Layout, Satz: Benjamin Knabe
Fotografie: Bettina Meiselbach, Carsten Meiselbach, www.happycarb.de
Illustrationen: »BETTI«: Signyra, www.signyra.com
Druck: Florjancic Tisk d.o.o., Slowenien
Printed in the EU

ISBN Print 978-3-95814-129-2
ISBN E-Book (PDF) 978-3-95814-251-0
ISBN E-Book (EPUB, Mobi) 978-3-95814-252-7